Schlichte

Erkenntnisse

Geschrieben von Eleonore Z.

„Wer den Weg der Wahrheit geht, stolpert nicht"

Mahatma Gandhi

Inhalt

Vorwort..
....

1. Kapitel

Der rote Faden..
......

Kindliche Sehnsucht..
.....

3. Kapitel

Psychologie ohne Seele..

Die Leichtigkeit des Seins..

4. Kapitel

Yoga..
....

Die Wunder und Zeichen..

5. Kapitel

Missverständnisse..
....

6.Kapitel

Zufriedenheit und
Glück..

Stress..
....

Hilfe durch
Naturheilkunde.......................................

8.Kapitel

Erkenntnis..

Der Prophet………………………………………………………

Das letzte Wort……………………………………………………

Vorwort

Als gestandene Frau, mit schweren Tiefen und wunderbaren Höhen, habe ich eine so große Menge an Kraft und die Hoffnung auf eine Hoffnung gesammelt, daß ich all das unbedingt weiter geben muß. Ich weiß, dass es unendlich viele Frauen und Männer in ähnlichen Situationen gibt, denen dieses Impressum an

Möglichkeiten den Mut zu einem neuen Anfang geben kann.

Meine Berufe als Heilpraktikerin und Krankenschwester sind auch heute noch Grundpfeiler für mein Leben und ich freue mich sehr, daß ich trotz meiner häuslichen Verpflichtungen nicht aufgehört habe mit diesen beruflichen Möglichkeiten anderen Menschen helfen zu können.

Vielleicht habe ich auch durch dieses Buch eine Möglichkeit gefunden, Menschen zu erreichen, die wie ich, ein unbestimmtes, unstillbares Gefühl der Sehnsucht, des Fernweh und einer gewissen Leere spüren, das sich nicht definieren lässt. Sie sind ganz einfach umschrieben auf der Suche nach sich selbst. Dieses Verlangen läßt sich schwer beeinflussen und ist nur kurzzeitig durch Phasen der Verliebtheit, oder anderer überwältigender Ereignisse und inszenierte Dramen, nicht präsent. Doch eigentlich durchzieht es unser Leben, wie ein roter Faden.

Und dieser rote Faden ist letztlich das, was uns darauf aufmerksam macht, sich auf die Suche zu begeben und zu hinterfragen, was uns eigentlich ausmacht, wer wir überhaupt sind. Das Resulat ist kein Wunder, sondern ganz simpel: schlichte Erkenntnisse....

Der rote Faden

Alles begann mit meiner Geburt.

Der Traum meines Vaters wurde durch meinen Anblick völlig zerstört. Klein, häßlich und vor allem weiblichen Geschlechts, entsprach ich ja so gar nicht seinem Ideal von einem prallen, gesunden Knaben. Um das Problem zu vertiefen, wurde ich mit einem Herzfehler geboren, der mich auch noch schwächlich und blass machte. Zum Zeitpunkt meiner Geburt war mein Vater mitten in seinem Studium der Veterinärmedizin, in Berlin. Unter diesen Umständen beinahe verständlich, daß ich ihn die ersten drei Jahre kaum zu Gesicht bekam. Ich erinnere mich noch wie ich jeden Abend mit einer kleinen Plastikhandtasche ausstaffiert zu ihm ins heilige Arbeitszimmer durfte, um ihm Gute Nacht zu sagen.

Als das Studium beendet war erhielt er eine Praktikantenstelle in einer Kleinstadt im Norden. So zogen wir an meinem dritten Geburtstag um. Es begann eine denkwürdige Zeit, die meine gesamte Zukunft prägen würde. Meine Mutter, eine sehr anspruchsvolle aktive Frau, widmete sich der Fremdsprachenlehre und verschiedenster Fernkurse. So verbrachte ich viel Zeit mit meinem Vater. Da mein Vater mich sonst deutlich ignorierte, war ich zunächst stolz darauf nun schon ein großes Mädchen zu sein und meine Mutter teilweise ersetzen zu müssen, später dann geschah jedoch etwas Merkwürdiges und mir völlig unverständliches.

Mein Vater begann mit mir zu spielen, was an sich schon erstaunlich war, denn dieser Zug war mir vollkommen fremd an ihm. Er spielte ‚Hoppe Reiter` und ‚Blinde Kuh` mit mir, allerdings mit komischen Spielregeln. Na ja, aber begeisterungsfähig wie ich nun einmal, trotz meiner oben beschriebenen Mängel, war, ließ ich mich mitreißen und empfand nach anfänglicher Scham, auch Spaß. Mein Vater veränderte sich während dieser Spiele, er war aufgeregt und mir zugewandt, während er mich sonst kaum beachtete. Jedesmal passierte es, das mein Vater sehr liebevoll war zu mir, mich streichelte und mir sagte, daß er mich sehr liebhat. Diese Spiele waren unser ganz großes Geheimnis und niemand sollte davon etwas wissen. Da mein Vater in diesen Momenten nur mir gehörte und mich offensichtlich auch mochte, begann ich mich auf solche ‚Spiele` zu freuen. Ich lernte sehr schnell ihn mit Blicken und Gesten zu locken und es erfüllte mich mit Stolz ihn immer öfter, ‚herumzukriegen`.

Eines Abends konnte ich unser Geheimnis nicht für mich behalten und erzählte stolz meiner Mutter davon. Die wurde sehr böse und schrie mich an. Sie behauptete ich sei eine ganz große Lügnerin und dann verhaute sie mich. Ich sollte nie wieder ein Wort darüber sagen. Ich durfte sehr lange nicht mit anderen Kindern spielen und nicht in den Kindergarten. Man sagte mir, ich hätte nun genug Zeit darüber nachzudenken, was ich falsch gemacht habe. Ich wußte nicht was ich falsch gemacht haben könnte. Mein Vater hörte für einige Zeit auf mit mir zu spielen. Er sprach kein Wort mit mir und sah mich nicht einmal an. Auf meine sonst so wirksamen Blicke reagierte er auch nicht. Meine Mutter verhielt sich ähnlich.

Einige Zeit später brachten sie mich nach Berlin in ein Krankenhaus um mich am Herzen operieren zu lassen. Ich hatte schreckliches Heimweh, denn meine Eltern kamen mich nicht besuchen, sie waren sehr weit weg. Im Krankenhaus lernte ich ein Mädchen kennen, das auch operiert werden sollte. Sie war wunderschön. Lange blonde Locken, große niedliche blaue Augen und aus meiner Sicht - ein unglaublich süßes Nachthemd. Ihr Name war Susanne, was ich niemals vergessen werde.

An dem Tag an dem Susanne operiert werden sollte, kamen ihre Eltern und weinten. Wir konnten es nicht verstehen und lachten albern. Abends fragte ich die Krankenschwester nach Susanne. Sie antwortete mir nur ausweichend und sagte, daß es ihr sehr gut gehen würde, da wo sie nun ist. Am nächsten Morgen sagte man mir, daß Susanne jetzt woanders ist und nicht mehr in mein Zimmer kommt. Da war ich sehr traurig. Ein Arzt kam und erklärte mir die Operation. Ich habe gar nichts verstanden und wollte auch nicht. Ich wollte so gern nach Hause. Zum Abendbrot bekam ich eine Tablette und bemerkte am anderen Morgen kaum, wie ich in den Operationssaal gebracht wurde. Es war mir auch egal. Dann schlief ich ein. Es war ein wunderbares Gefühl, ich schwebte, es ging mir so gut und ich träumte soo schöne Sachen.

Als ich erwachte, hatte ich schreckliche Schmerzen und bekam keine Luft. Ich wollte wieder träumen, aber der Arzt kam und schimpfte mit mir und sagte ich muß wach bleiben um wieder gesund zu werden. Ich wollte lieber schlafen, es war so schön warm und leicht ... Meine Eltern kamen und sahen mich durch eine Glasscheibe an. Man ließ mich nicht mehr schlafen und ich wurde langsam wieder gesund. Nach einem Monat durfte ich wieder nach Hause. Noch lange erinnerte ich mich an diese Art Schlaf und flüchtete mich bei Problemen in diese Träume.

Es dauerte nicht lange und mein Vater war wieder mein Freund und spielte mit mir. Ich war stolz und zufrieden. Etwas hatte sich verändert. Aber auch daran gewöhnte ich mich, ich war ja so glücklich, daß alles wieder gut war.

Mit meiner Mutter sprach ich nie wieder über Geheimnisse. Ich vertraute ihr nie wieder. Das Verhältnis zwischen uns wurde immer kälter.

Es war ein unstetes Leben für mich. Mal die totale Euphorie, wenn mein Vater sich mir widmete und dann die totale Leere, wenn es vorbei war. Mit etwa zehn Jahren erlitt ich bei einem Sturz von dem Klettergerüst eine Gehirnquetschung, die mich halbseitig lähmte und kurzzeitig erblinden ließ. Wieder lag ich im Krankenhaus und es dauerte sehr lange bis ich wieder laufen und sehen konnte. Mein Vater mied mich bis zu meiner Genesung total und ich vermisste ihn sehr.

In der Schulzeit erzogen mich meine Eltern zu einer Spitzenschülerin. Beide erwarteten von mir, als Tochter eines gefragten Tierarztes, höchste schulische Leistungen. Ich strengte mich an, so sehr ich konnte, war meistens die Beste und etablierte mich an allen außerschulischen Ereignissen, insoweit ich durfte. Die Lehrer lobten mich, die Mitschüler bewunderten und meine Eltern übersahen mich. Was ich auch tat, man tätschelte mir die Wange und tat mich ab als „kleiner Gernegroß". Es tat so weh. Ich raffte mich zu immer größeren Taten auf. Ich war ein wirklich gutes Kind, das alles für die Aufmerksamkeit der Eltern tat. Beispielsweise war da die Liebe meiner Eltern zu Pferden und deren eleganten Reiter. Sie bewunderten den Mut und Einheit mit dem tierischen Körper.

Also versuchte ich meine Scheißangst vor den riesigen Tieren zu bekämpfen und begann zu reiten. Täglich strampelte ich mich zwölf Kilometer mit dem Fahrrad ab, um so schnell wie nur möglich diesen Sport zu erlernen und mich so anmutig wie möglich meinen Eltern zu präsentieren, wie mutig ich bin, fast wie ein Junge. Ich machte relativ schnell Fortschritte und durfte eines Tages als jüngste Teilnehmerin an einer Fuchsjagd teilnehmen. Da diese Fuchsjagd in jedem Jahr als ein Höhepunkt von meinen Eltern begrüßt wurde, beschloß ich sie zu überraschen und erzählte ihnen nichts von meiner Teilnahme. Doch sie haben mich nicht einmal gesehen, sogar behauptet ich würde ihnen etwas vorlügen, um mich in den Mittelpunkt zu drängen, denn zu so etwas sei ich nun wirklich nicht fähig. Und wieder tätschelten sie mir die

Wange und belächelten mich gelangweilt. Ich wollte schreien, toben und heulen - ich dachte ich müßte sterben und genau das wünschte ich mir.

Aber noch gab ich nicht auf. Ich bewarb mich an einer Sportschule und versuchte mein Glück im Hochleistungssport. Erstaunlicherweise vollbrachte ich auch hier sehr gute Leistungen und gewann einige Landesmeisterschaften. Der Kommentar meiner Eltern: „wahrscheinlich hatten die Anderen einen schlechten Tag, oder es sind bestimmt nur drei Sportler angetreten - also keine großartige Leistung zu gewinnen". Da gab ich auf und spezialisierte mich nur noch auf meinen Vater und seine Spiele. Leider wurden diese, je älter ich wurde immer seltener. Ich versuchte ihn zu überraschen und bemühte mich originell zu sein.

Eines Tages in der Schule, nach so einem Spiel mit meinem Vater bemerkte ich Blut in meinem Slip. Voller Angst verkroch ich mich auf der Schultoilette. Ich nahm an eine schlimme Krankheit oder Verletzung zu haben und zum

Arzt zu müssen, wo ich dann höchstwahrscheinlich unser Geheimnis preisgeben müßte. Zu meinem ich Glück war meine Lehrerin verständnisvoll und einfühlsam. Sie fand mich nach einigem Suchen und ahnte wahrscheinlich was geschehen sein mußte. Behutsam erklärte sie mir was geschehen war und holte mich aus meinem Versteck. Ich fühlte mich krank und elend. Zuhause verzog ich mich in mein Zimmer und wollte nie wieder herauskommen.

Zwei Tage später zeigte sich mein Vater wieder einmal interessiert. Geknickt erzählte ich ihm von meiner Menarche. Wortlos drehte er sich um und es war das letzte Mal, daß er auch nur irgendein Interesse an mir zeigte

Es gab nur noch eine Möglichkeit für mich mit meinem Vater zusammen zu sein - ihn auf seinen Fahrten zu seinen kranken tierischen Patienten in die Dörfer der Umgebung, zu begleiten. Mir machte es außerdem viel Spaß ihm bei seinen Behandlungen zu assistieren. Ich lernte viel und durfte es auch anwenden. Es war wohl die schönste Zeit meines bisherigen Lebens. Zuhause hatte ich eine ganze Reihe von Tieren, die so krank waren, daß sie notgeschlachtet werden sollten. Sie zu heilen und ihnen soviel Liebe zu geben um gesund zu werden war zu meiner Lebensaufgabe geworden. Diese Tiere liebten mich und waren letztlich der Inhalt meines Lebens. Durch meine sehr frühen sexuellen Erfahrungen hatte ich viel zu früh gelernt, wie leicht es ist sich bei der männlichen Rasse Beachtung zu erwerben. Ich war erstaunt darüber, daß auch andere Männer auf meinen lockenden „Spieleblick" mit Interesse reagierten. Mit vielleicht fünfzehn Jahren war ich soweit vorangekommen (...tiefgesunken?!) genau zu wissen, ob in der Schule, beim Einkaufen oder sonstwo, wie ich wann und wohin schauen mußte um außerordentliche Aufmerksamkeit zu erlangen. Zeitgleich begann ich dann auch mit bedeutend älteren Männern zu „spielen", wobei für mich heute fraglich ist, wer da letztlich mit wem gespielt hat...

Wie ein feuerroter Faden zog diese Art von

Aufmerksamkeit zu erheischen durch mein gesamtes weiteres Leben. Es brachte mir sehr viel scheinbar Gutes - doch auch viel Leid. Noch sehr lange litt ich unter dieser Illusion Sex=Liebe=Bestätigung=Anerkennung=LEBEN. .. Durch dieses Wissen in Kombination mit Unschuld und Willen schaffte ich es immer wieder Dinge zu erreichen, die ich wohl nie als einfaches, normal aufgewachsenes Mädchen erreicht hätte. Allerdings kann man sich jetzt im Nachhinein wohl fragen, wozu es nun tatsächlich wichtig oder nützlich war.

Aber es gab in meinem Leben nicht nur die falsche Liebe, nein, auch Liebe aus vollstem Herzen, begleitete mich auf dem Weg. Meine erste große Liebe war ein samtäugiger, dunkellockiger junger sensibler Mann von siebzehn Jahren. Er eroberte mein Herz im Sturm und es gab nichts anderes mehr für mich. Ich war überrascht über die vorsichtigen, schüchternen Annäherungsversuche von meinem Verehrer und kam ihm entgegen, indem ich mich dafür aufopferte ihm jedem Wunsch von Augen und

Lippen zu lesen. Meine Gefühle kannten keine Grenzen und meine Liebe zu ihm erschien mir übergroß. Es begann in einem Sommer. Ich arbeitete damals, meinen Eltern zuliebe, in einem Schweinestall während der Ferien. Das Gute war, daß sich dieser Schweinestall in dem Dorf befand, indem auch mein Reitstall war. So konnte ich täglich nach der Arbeit zu den Pferden und mich dort mit meiner Freundin treffen. In diesem Dorf wohnte also auch besagter Jüngling. Abends traf natürlich die Dorfjugend zusammen um sich zu unterhalten und an einem dieser wunderschönen, unvergeßlichen Abende muß es dann passiert sein. Dieses Erwachen von so gewaltigen Gefühlen ist kaum zu beschreiben, man kann es einfach nur, auch nach so vielen Jahren noch, nachfühlen um es nie zu vergessen. Die ersten zarten Küsse, Berührungen und das Kennenlernen des neuen Körpers ist etwas so unwiderstehliches für mich gewesen, das ich meinte nicht eine Stunde ohne ihn sein zu können. Nach drei langen wunderbaren Wochen war en die Ferien vorbei und ich mußte nach

Hause zurück. Zwischen uns lagen von jetzt an zwölf Kilometer - die mir wie zwölf Jahre erschienen. Vertrauensselig und glücklich berichtete ich meiner Mutter von meinem Freund und schilderte ihr in den schillerndsten Farben meine Gefühle. Der Begeisterungssturm meiner Mutter blieb natürlich aus und entwickelte sich stattdessen innerhalb kurzer Zeit zu einem Orkan von Wut. Ich hatte absolut nicht mit diesem Wutausbruch gerechnet und verstand ihn infolgedessen auch gar nicht. Sie flippte regelrecht aus und verbot mir jeglichen Umgang mit diesem „billigen Bauernlümmel"". Seine Eltern wären nichtssagende, einfach Leute und außerdem Vater und Bruder schwere Alkoholiker. Für mich brach nicht nur eine Welt, nein - das gesamte Universum zerbrach in tausend kleine Stücke. Trotz des schweren Verbotes und dem strengen Hausarrest ließ ich mir Mittel und Wege einfallen um ihn auch weiterhin zu sehen und immer wieder dieses einzigartige Gefühl bestätigt und erwidert zu bekommen. Des Nachts kletterte ich aus dem Fenster, fuhr zwölf Kilometer durch den dunklen

Wald und machte ich frühmorgens wieder auf den Heimweg um vor dem Aufwachen meiner Eltern wieder in meinem Bett zu liegen. Ich verbrauchte sämtliche Energie für diese Aktionen, war allerdings so glücklich wie noch nie in meinem Leben. Es gab zwar immer wieder schwere Zusammenstöße mit meinen Eltern, denn von Zeit zu Zeit bemerkten sie, meine geistige Abwesenheit und meine Müdigkeit. Allerdings hat es sehr lange gedauert bis sie den tatsächlichen Grund für diese Symptome herausfanden... - dann allerdings wurde alles nur noch schlimmer.

Mein Vater, der mich sonst geflissentlich übersah, ignorierte mich von nun an völlig. Es gab mich nicht mehr für ihn. Nur einmal noch faßte er mich an, als er mich eines Morgens erwischte als ich heimlich durch das Fenster in unser Haus einstieg. Ich dachte meine Eltern bringen mich um. Heute verstehe ich diese hilflose Wut, die den beiden damals den Verstand raubte. Sie richteten mich so zu, daß ich zwei Wochen nicht die Schule besuchen

durfte, damit niemand meine Stellen sah. Aber sämtliche Strafen, Schläge und das Entziehen des Sprechens mit mir konnten mich bremsen.
Dieses Gefühl geliebt zu werden war so groß und meine Sehnsucht danach noch grösser, daß ich mit einem glücklichen Lächeln im Herzen alles überstand. Dieser Zustand hielt ein Jahr an und dann mußte ich mich der grausamen Realität erneut beugen, denn ich erwischte meine große Liebe mit meiner Freundin engumschlungen in seinem Bett. Ich litt wie ein Tier und es gab nichts das mich trösten konnte. Innerhalb kurzer Zeit hatte ich sehr viele Männerkontakte und war stolz darauf von ihnen begehrt zu werden. Da ich trotz allem am liebsten wieder ein Kind geworden wäre, um von meinem Vater wieder als seine kleine Grosse behandelt zu werden, wurde ich schwer magersüchtig. Die anderen Männer wollte ich lediglich benutzen und ihnen wehtun, sie irgendwie bestrafen indem ich sie von mir abhängig machte und dann schnell verließ. Meistens schaffte ich es auch, nur gab es mir nicht die Genugtuung die ich erwartete und mir erhoffte für mein schmerzendes Herz. Unter

den, meist bedeutend älteren Männern gab es einen, der mir besonders lieb zeigte wie sehr er mich mochte. Und da es bei mir zuhause extrem frostig zuging, genoß ich seine Nähe so sehr, dass ich immer wieder von zuhause ausriß. Leider fand mich die Polizei jedes Mal recht schnell. Meine Eltern nutzten meine Minderjährigkeit und wollten den Mann anzeigen. Das überstieg so sehr mein Verständnis, das der Mann der mich so lieb behandelte, meinetwegen für anderthalb Jahre ins Gefängnis sollte, wegen Verführung Minderjähriger! Das war mehr als ich ertragen konnte und reagierte überstürzt, spritze mir ein Medikament aus meines Vaters Praxis, von dem ich wußte, daß es auf Pferde narkotisierend wirkte. Zu der leider falschgesetzten Spritze nahm ich sämtliche Schlaf- und Beruhigungstabletten meiner Mutter. Diese ließ sie sich nämlich verschreiben, weil ich als furchtbares Kind sie sonst krank machen würde. Ich erinnere mich nicht klar an die folgenden Ereignisse, nur das ich im Krankenhaus erwachte und ein Psychiater an meinem Bett saß und mir erzählte das ich drei lange Tage geschlafen hatte und das meine Magersucht dringend behandelt werden muß, sonst würde ich daran sterben. Cool, dachte ich und spuckte mein Essen in alle nur möglichen Gefäße, bis man mich endgültig zwang und ich schließlich kapitulierte. Tagelang redete man auf mich ein und meinte man hätte mir ja ach so wunderbar geholfen.... Meine Entlassung fiel mit meinem 16. Geburtstag zusammen und es war das erste Mal seit diesem Versuch mein Leben zu beenden, daß ich meine Eltern wiedersehen sollte. Die Panik schnürte mir die Kehle zusammen und ich wußte nicht was auf mich zukam. Wortlos holten meine Eltern mich und meine Sachen und transportierten mich nach unten zum Auto. Dort saß ziemlich geknickt ein lieber Klassenkamerad von mir und sah mich betreten an. Knapp berichteten meine Eltern, daß wir einen Termin beim Jugendamt hätten und sie mich in ein Jugendheim für schwererziehbare Jugendliche geben wollten. Das verschlug mir die Sprache, aber mir blieb keine Wahl. Im Jugendamt war es ziemlich schrecklich. Es wurde viel geredet und gefragt, auch mein Mitschüler wurde in die Mangel genommen. Scheinbar war ich den Beamten nicht schlecht genug, jedenfalls befanden sie es für richtig mich meinen Eltern wieder mitzugeben. Damit hatten sie nun gar nicht gerechnet und verhielten sich dementsprechend abweisend. Mein Zimmer hatten sie schon in ein Gästezimmer verwandelt, meine Bilder vernichtet und meine Klamotten in Kartons gestopft. Das war das Schlimmste für mich. Da erst begriff ich wie sehr gestört unser Verhältnis tatsächlich war. Es waren nicht bloß normale Differenzen. Meine Mutter sprach von da an nicht mehr mit mir und für meinen Vater war ich sowieso Luft. Aber es gab da jemanden in meinem Leben, den ich niemals vergessen werde und dem ich mein Leben lang dankbar sein werde, daß es ihn für mich gab. Das war meine geliebte Oma. Leider wohnte sie ziemlich weit weg und ich kam nicht allzu oft in den Genuß ihrer Nähe. Es umgab sie immer ein ganz besonderer Duft von Sauberkeit und Eigengeruch, der stets tröstend und beruhigend auf mich wirkte. Auch erinnere ich mich an ein ganz bestimmtes Ritual auf das sie nicht einen Tag in ihrem Leben verzichtete: Pünktlich um fünf Uhr morgens begann es damit, daß sie in ihrem wunderschönem Haus, ohne Wasseranschluss, zwei Zinkeimer draußen an der Pumpe mit frischem Wasser füllte. Diese trug sie in die Küche und stellte sie auf den Ofenherd, der noch vom Vorabend warm war. Dann begann sie so voller Gründlichkeit mit ihrer Toilette, daß es schon fast feierlich wirkte. So oft ich konnte, sah ich ihr dabei zu und liebte jeden ihrer Handgriffe. Sie nahm mich oft in den Arm, nannte mich ihr Ännchen von Tarau und gab mir all das nach dem ich mich so sehnte. Ich brauchte sie sehr und sie spürte es. Ich sagte nie ein schlechtes Wort über meine Eltern und über die Einsamkeit, die ich so oft fühlte. Immer wenn sie bei uns war durfte ich besucht werden von meiner Mitschülerin Sabine. Das war immer spannend - einmal überzeugte sie uns davon Blutsbrüderschaft zu schließen, so richtig mit Urkunde und so. Dazu besorgte sie uns eine Rasierklinge und machte uns einen kleinen Schnitt in den Finger welchen wir dann

aneinander halten sollten. Es klingt
wahrscheinlich lächerlich wenn ich sage, daß
mich solche Erinnerungen zu Tränen rühren,
aber diese Momente waren so verdammt rar, daß
ich lange davon zehren musste, wenn meine Oma
wieder weg war. Dann gab es keine Spiele mit
anderen Kindern, die nicht gut genug für unsere
Familie waren.

Heute weiß ich, dass sie sehr spirituell war, ohne
es ernsthaft zu wissen. Sie heilte viele Menschen
mit ihren Händen die über Magnetismus
verfügten. Ich fühle heute noch wie meine Haare
sich aufrichteten, wenn sie mich berührte. Sie
sprach von Gott als das Allumfassende,
Einzigartige, dass auch immer und ganz sicher in
jedem Menschen lebt. Sie sagte auch, dass die
Liebe die man aus vollstem Herzen gibt, immer
wieder zurückkommt. Sie legte mir oft die Hand
auf den Solar Plexus und sagte ich solle in ihn
hineinspüren, seine Wärme und sein Pulsieren
empfinden und daraus Kraft schöpfen. Heute
verstehe ich auch die Momente des Gebetes

schätzen zu lernen, die sie immer als Gespräch mit Gott bezeichnete. Wenn ich an sie denke, fühle ich ihre Anwesenheit, ihre liebe Hand auf meinem Kopf und vor allem ihre übergroße Liebe für alles. Auch lehrte sie mich die Angst vor großen Entscheidungen zu mindern indem sie mir erzählte, dass fünfzig Prozent, egal welcher Entscheidung, immer richtig seien. Heute lächle' ich über diese Worte und doch helfen sie mir auch heute noch weiter. Leider litt sie zeitlebens an schwerem Asthma, welches ihr letztendlich zum Verhängnis wurde. Ich war es gewohnt schnell nach ihrem Pulver zu rennen, wenn sie keine Luft bekam und es brach mir jedes Mal das Herz, sie so schwer nach Luft ringen zu sehen. Später saß sie dann mit blauen Lippen erschöpft auf ihrem Stuhl und hielt mich in den Armen. Ich hätte alles für sie getan, um ihr zu helfen. Eines Tages mußte sie dann ins Krankenhaus gebracht werden um an einer Darmverschlingung operiert zu werden. Täglich saß ich weinend an ihrem Bett, wo sie mich aufmunterte und mir sagte, daß ihr Ännchen von Tarau (also ich) doch jetzt schon groß ist uns nicht mehr weinen muß. Sie erzählte mir, daß sie nicht meine einzige Großmutter sei, sondern unser Überhalles geliebtes Meer wäre meine Zweite. Wenn sie einmal sterben würde, dann würde sie verbrannt werden und ins Meer geschüttet und dann werden beide Großmütter vereint und immer für mich da sein. Seit dieser Zeit heißt die Ostsee für mich nur noch Großmutter Meer und allzeit gibt sie mir Trost und Hoffnung. Manchmal wenn ich am Strand sitze, dann meine ich einen feinen so vertrauten Geruch von meiner Oma zu atmen. Kurze Zeit später starb sie dann an der Verschleimung durch das Asthma. Es war ein sechster Mai und für mich der Weltuntergang. Nun war ich ganz allein. Ich hörte auf zu essen und wenn ich aß, dann erbrach ich es. Ich kann nicht genau sagen warum, ich fühlte mich wieder hässlich und viel zu dick. Sie fehlte mir so sehr. Es kam ja alles auf einmal. Mein Geburtstag und Entlassung aus dem Krankenhaus war im März und der Tod meiner Oma im Mai. Die Beerdigung war mein schlimmstes Erlebnis. Sie sah so fremd und kalt aus, wie sie nie war. Ich hielt ihre kalte Hand fest und wünschte mir auch tot zu sein. Gewaltsam musste man mich von ihr fortreißen, ich schrie und weinte und ließ mich durch nichts beruhigen. Noch heute sehne mich nach ihrem Geruch und ihrer Liebe. Immer wieder passieren im heutigen Leben Dinge, die sie mir für Momente zurückgeben. So auch im letzten Jahr. Ich musste auf einer Weihnachtsfeier des DRK einen Vortrag halten und kam vorher in den Genuss einigen Darbietungen der älteren Menschen beizuwohnen. Bislang interessierten diese Auftritte nicht besonders und so saß ich auch dieses Mal etwas gelangweilt auf meinem Stuhl. Plötzlich wurde ein Lied vorgetragen, das mich bis ins tiefste Innerste aufwühlte. Es war ein Lied über das Ännchen von Tarau!!! Ich kannte diesen Namen nur als meinen Kosenamen und nicht als Lied! Dieses Lied ist so unendlich traurig, dass mich die Gewissheit, dass meine Oma alles gewusst haben musste, wie ein Blitz traf. Meine Stimme versagte und Tränen schossen mir in die Augen. Da ich unmittelbar nach diesem Lied mit meinem Vortrag an der Reihe war, blieb mir keine Zeit, mich zu fangen. Also stand ich langsam auf und erklärte mein Aufgelöstsein. Ich erzählte von meiner Oma und meine dadurch entstandene Liebe alten Menschen gegenüber, wie sehr ich alte, weiche Hände liebe und wie vertraut mir ein faltiges Gesicht war und das ich jeden meiner Patienten behandele als wäre es meine eigene Oma. Dieses Bekenntnis war wichtiger als jeder Vortrag und sofort brachte man mir einen Zettel mit dem aufgeschriebenen Lied und ich fuhr nach Hause.

Das samländische Original von Johann Simon Dach. 1605-1659, wurde übertragen von Johann Gottfried Herder, 1744-1803

Heinrich Albert

Annchen von Tharau ist, die mir gefällt,

Sie ist mein Leben, mein Gut und mein Geld.

Annchen von Tharau hat wieder ihr Herz

Auf mich gerichtet in Lieb' und in Schmerz.

Annchen von Tharau, mein Reichthum, mein Gut,

Du meine Seele, mein Fleisch und mein Blut!

Käm' alles Wetter gleich auf uns zu schlahn,

Wir sind gesinnet bei einander zu stahn.

Krankheit, Verfolgung, Betrübnis und Pein

Soll unsrer Liebe Verknotigung seyn.

Annchen von Tharau, mein Licht, meine Sonn,

Mein Leben schließ' ich um deines herum.

Recht als ein Palmenbaum über sich steigt,
Je mehr ihn Hagel und Regen anficht;
So wird die Lieb' in uns mächtig und groß
Durch Kreuz, durch Leiden, durch allerlei Noth.
Ännchen von Tharau, mein Reichthum, mein Gut,
Du meine Seele, mein Fleisch und mein Blut!

Würdest du gleich einmal von mir getrennt,
Lebtest, da wo man die Sonne kaum kennt;
Ich will dir folgen durch Wälder, durch Meer,
Durch Eis, durch Eisen, durch feindliches Heer.
Was ich gebiete, wird von dir gethan,
Was ich verbiete, das läßt du mir stahn.

Was hat die Liebe doch für ein Bestand,

Wo nicht Ein Herz ist, Ein Mund, Eine Hand?

Wo man sich peiniget, zanket und schlägt,

Und gleich den Hunden und katzen beträgt?

Annchen von Tharau, das woll'n wir nicht thun;

Du bist mein Täubchen, mein Schäfchen, mein Huhn.

Was ich begehre, ist lieb dir und gut;

Ich laß den Rock dir, du läßt mir den Hut!

Dies ist uns Annchen die süsseste Ruh,

Ein Leib und Seele wird aus Ich und Du.

Dies macht das Leben zum himmlischen Reich,

Durch Zanken wird es der Hölle gleich.

Es ist der schönste und wichtigste Text in meinem Leben und ich danke dem lieben Gott, dass er mir so einen Menschen gab!! Das nur am Rande...

Damals jedoch nach dem endgültigen Abschied, nach der Beerdigung also nahm dann Magersucht nach kurzer Zeit schlimme Formen an und ich mußte versuchen mich so zu kleiden, daß nicht jeder an mir herummäkelte und mich mästen wollte. Das gelang mir auch ganz gut, bis ich einen Mopedunfall hatte und wieder ins Krankenhaus mußte, wo man mich auszog und untersuchte. Da wog ich dann bei einer Größe von 172 cm nur noch 36 kg. Man versuchte daraufhin drei lange Monate meine psychische Gesundheit wiederherzustellen. Aus dem Krankenhaus herausgekommen begann ich meine Lehre als Krankenschwester, gleich nachdem ich meine angefangene Lehre als Maurer wieder geschmissen hatte. Dafür zog ich endlich von zuhause aus!! Für mich eine unglaubliche Freiheit. Mit meinen sechzehn Lenzen hatte ich noch nicht viel (offizielle)

Freiheit. In dieser Zeit lernte ich dann den Vater meiner Tochter noch besser kennen. Wir freundeten uns ja bereits im Kindergarten an und wälzten dann als Jugendliche nächtelang Probleme, philosophierten über Gott und die Welt, tranken Wein und genossen unser Zusammensein. Allerdings sah ich ihn lange Zeit nur als guten lieben Freund und ich glaube, das war auch noch so, als ich von ihm schwanger wurde. Eigentlich wollten wir nur freundschaftlich „experementieren". Zunächst jedoch lebte ich ausgiebig mein neues Leben. Ich erlebte alles, wirklich alles was man so erleben konnte und bereute nichts. Das Studentenleben ist wohl das anstrengendste und schönste Leben das ich mir vorstellen kann. Es ist so wunderbar unkultiviert stilvoll. Für mich war diese Zeit leider schon mit jungen neunzehn Jahren vorbei, denn zu diesem Zeitpunkt wurde ich im Sommer von Zwillingen entbunden, von denen einer nur einen Tag überleben sollte. Alle meine Pläne für die Zukunft waren wie bunte Seifenblasen zerplatzt. Ich hatte vor für ein Jahr nach Nicaragua in die Entwicklungshilfe gehen und anschließend einen Studienplatz der Humanmedizin anzutreten. Traurig sah ich den kleinen Schreihals an und wußte nicht weiter. Wieder mußte ich in das Haus meiner Eltern zurück. Dort saß ich nun mit dem wohl anstrengendsten kleinem Baby das es gibt auf der großen weiten Welt, die mir nun wohl für immer verschlossen bleiben sollte – so jedenfalls empfand ich es zu dem Zeitpunkt. Natürlich dauerte es gar nicht lange und ein neuer Mann trat in mein Leben. Er faszinierte mich durch sein unglaubliches Aussehen, seinen Charme und seine Intelligenz. Innerhalb kürzester Zeit waren wir ein Paar und zogen zusammen. Eigentlich war alles ein großes Drama, denn wir hatten noch keine richtige Wohnung, sondern einen eher unausgebauten Dachboden bei einem Kumpel. So gut wie es ging versuchte ich uns dort ein gemütliches Heim zu schaffen. Schließlich bekamen wir eine kleine Wohnung, die wir uns wunderschön herrichteten. Wir suchten passende Gardinen aus, bauten uns ein wunderbares Badezimmer und bestückten die Räume mit hübschen Möbeln. Lange ging auch alles gut und wir planten zu heiraten, noch bevor wir endgültig einziehen wollten. Ich bekam von ihm ein unglaubliches Brautkleid, passende Schuhe und gesagt, wie sehr er mich und meine Tochter liebte. Ich war sehr glücklich. Es kam vor, dass wir umschlungen vor unserer Bruchbude hockten und über unser gemeinsames Glück weinten. Er arbeitet als Leiter eines großen Clubs und war also abends fast nie zuhause. Das wird unser Verhängnis gewesen sein, denn ich fühlte mich oft allein. Eines Tages, als ich zu Besuch bei meinen Eltern war – es war kurz vor unserer Hochzeit und die ersten Gäste waren schon – rief er mich an und erklärte mich nicht heiraten zu können. Es war unglaublich, fassungslos fuhr ich augenblicklich zu ihm. Natürlich war es schwer ihn ausfindig zu machen, denn er war nicht bei seinen Eltern und Geschwistern und nicht zuhause. Ich versuchte es in seiner Diskothek. Man ließ mich nicht hinein und sprach von Hausverbot. Es war die Hölle. Trotzdem wollte ich zumindest ein Gespräch mit ihm, bevor er mich verließ, als ob es mich nie gab. So setzte ich mich (im Februar)

auf den gefrorenen Boden und wartete.
Schließlich, nach Stunden hatte ich Glück und er
kam in Begleitung eines Freundes heraus. Sofort
stürzte ich auf ihn zu und konnte nicht mehr
aufhören zu weinen. Er schüttelte mich ab und
ging weiter. Ich hielt ihn fest und bettelte um
eine Antwort auf das Warum. Ihm liefen Tränen
über das Gesicht und er sagte, dass er mich zu
sehr lieben würde und wir uns gegenseitig
bewegungsunfähig machen würden. Er hätte fast
alles aufgegeben für mich und das hätte ihn
aufgerüttelt. Geschockt ließ ich von ihm ab und
er rannte davon. Das war das letzte Mal in
meinem Leben, dass ich ihn sah.

Und wieder stand ich vor einem Scherbenhaufen
und fragte mich nach dem Sinn des Lebens. Ist es
das Sterben??? Immer und immer wieder?

Ich fing daraufhin in einer Fabrik an zu arbeiten.
Hier war es laut und schmutzig, es gab nur
Männer um mich herum, die keine Fragen
stellten und mich mochten und nahmen wie ich
war. Ich stellte in Fliessbandgeschwindigkeit
Kolben für Autos her und frage mich bis heute,

woher ich die Kraft nahm krank an Seele und Körper es durchzuhalten. Meine Kollegen waren es, die mich liebevoll in die Realität holten und ich habe keinen von ihnen je vergessen!

Kurze Zeit später verließ ich meine Heimat und ging sehr weit weg um einen neuen Anfang zu finden. Es war unglaublich schwer. Meine kleine, damals knapp dreijährige Tochter bremste mich sehr. Es dauerte sehr lange bis ich mich in meiner neuen Umgebung etablieren konnte. Ich fand eine Tagesmutter für sie, die dann später auch meine Freundin wurde. So konnte ich dann arbeiten gehen. Wir wohnten über einem Pflegeheim, in dem ich auch arbeitete. Es war schrecklich. Tag und Nacht hörten wir das irre Geschrei und Gestöhne der Heimbewohner. In dieser Zeit begann ich auf die Kinder meiner Tagesmutter aufzupassen, wenn diese abends weg wollte. So kam es, dass wir immer öfter bei ihr waren und auch nachts dort schliefen, um zur Ruhe zu kommen. Innerhalb kurzer Zeit hatte ich genug Geld für die Kaution einer größeren

Wohnung zusammen, und wechselte schon bald Wohnung und Arbeit. Ich bekam eine sehr gut bezahlte Stelle im öffentlichen Dienst und eine kleine, gemütliche Wohnung mit großer Terrasse. Meine Tochter besuchte nun regelmäßig den Kindergarten und langsam kehrte etwas Ruhe in mein Leben. Aber auch diesmal dauerte es nicht lange, bis ein Mann in mein Leben trat. Ich verdiente mir nebenbei etwas Geld mit Taxifahren. Er war mein Kollege und wir verstanden uns recht gut. Dieses Mal jedoch versuchte ich mir Zeit zu lassen und ging nur langsam auf diese Beziehung ein. Leider nahm mir der Mann die Entscheidung mit ihm zusammen zu leben oder nicht, schnell ab. Eines Tages stand er vor meiner Tür und erklärte aus seiner Wohnung geflogen zu sein und ob er bei mir bleiben dürfe. Er hatte seine drei blauen Müllsäcke mit seinen persönlichen Dingen gleich mitgebracht und so zog er dann bei mir ein. Da die Wohnung nun wieder viel zu klein war, suchte ich uns ein wunderschönes kleines Häuschen. Wir zogen um und ich entdeckte, dass ich wieder schwanger war.

Die Geburt dieses neuen kleinen Menschen war eine Katastrophe. Zunächst reagierte ich auf die normalen Schmerzen total hysterisch und trennte mich noch im Kreislauf von dem Vater des KIndes. Danach flüchtete ich völlig panisch aus dem Kreissaal und konnte erst am Ausgang des Krankenhauses eingeholt werden. Durch diese Aktion und einer Fehlfunktion der Plazenta musste meine Tochter schon acht Wochen früher auf die Welt kommen, was ihr scheinbar nicht gefiel. Sie wurde noch lange beatmet und man hatte nicht den Eindruck, dass sie leben wollte. Immer wieder hörte sie auf zu atmen. In dieser Zeit spitzte sich auch die Uneinigkeit in meiner Ex - Beziehung zu. Mein Ex - Freund trank immer öfter und immer mehr Alkohol und begann mich und die Kinder zu verprügeln. Irgendwann konnte ich es nicht mehr ertragen und plante ihn zu verlassen. Der Tag kam schneller als vermutet, als er seiner eigenen Tochter im Suff das Nasenbein brach und mir das Steissbein...Sie war acht Monate alt. Da ergriff ich die Flucht und dank der Hilfe meines Arbeitgebers konnte ich zwei Stunden später in meine eigene Wohnung ziehen.

Hier lebte ich dann ganze drei Monate allein mit den Kindern und meinem Au-Pair, bevor der nächste Mann zu mir zog. Im grossen Ganzen erlebte ich auch in dieser Beziehung nichts anderes, als in allen Anderen zuvor auch schon: Liebe, großes Leid und die immer mehr in den Vordergrund rückende Erkenntnis, dass Liebe eine Lüge ist und mir irgendetwas fehlt...Ich hatte eine so grosse Sehnsucht und wusste sie nicht zu benennen. Nichts ist weniger dauerhaft und nichts ist schmerzhafter. Nach vier Jahren scheiterte ich auch diesmal. Aber auch diese Zeit war interessant und hat mein Leben um Erfahrungen reicher gemacht.

Danach trat ein Mann in mein Leben, der auch heute noch mein bester Freund ist. Nur durch ihn erkannte ich den Fehler in meinem Denken und fühle. Niemand außer mir selbst ist dafür verantwortlich dafür was ich fühle. Meine Erwartungen von Glück darf ich nicht auf Andere projizieren, sondern muss eigenverantwortlich finden wonach ich schon solange suchte. Er begleitete mein Leben acht Jahre lang…als ich dann das Gefühl bekam zu erfrieren, total zu vereinsamen an seiner Seite - ging ich…

Was auch immer ich tat in meinem Leben, ich tat es mit großer Liebe im Herzen und einem konsequenten, unglaublichen Optimismus. Ich habe mich niemals aufgegeben und doch zog eine Frage durch mein Leben: Was ist der Sinn des Lebens, wo kann ich ihn suchen – was ist wenn ich ihn gefunden habe??

Kindliche Sehnsucht

Schon als kleines Mädchen war ich auf der Suche nach dem Sinn des Lebens und der besonderen Kraft des Heilens, Menschen vergangener Zeiten, über die ich las, wie Hildegard von Bingen und Paracelsus, weckten meine Neugier und warfen Fragen nach dem eigentlichen Sinn unseres ‚kläglichen' Daseins auf. Aber die nichtssagenden Antworten, mit denen ich damals von Erwachsenen vertröstet wurde, stellten mich nicht zufrieden und riefen nur immer stärker die Ahnung wach, daß niemand, den ich kannte, den eigentlichen Sinn des Daseins kannte – oder kennen will? Zumindest nicht mit mir darüber reden konnte.

Damals konnte ich nicht verstehen, wie man leben konnte, ohne zu wissen warum. Heute weiß ich, dass es auch tatsächlich nicht für jeden von Interesse ist. Ich aber wollte und konnte mich einfach nicht abfinden mit dieser unbeantworteten Frage und suchte viele, viele Jahre in den unterschiedlichsten Religionen nach diesem für mich so wichtigen WARUM. Ich gab nie auf, denn tief in meinem Inneren wußte ich, es gab die Antwort. Sie konnte nicht weit weg sein und doch fand ich sie nicht. Oft erinnere ich mich an den Beginn meines Einstiegs in die vielschichtige Welt der Religionen. Ich ging noch zur Schule und mir war es, durch meine Eltern, untersagt, an den Unterrichtsstunden in Religion teilzunehmen. Nun war es damals, wie auch heute, immer interessanter die Dinge zu tun, die verboten waren. Also schlich ich mich heimlich zu diesen Stunden, die zu der damaligen Zeit außerhalb der Schule, im Gemeindehaus stattfanden. Es überraschte mich, daß die anderen Kinder gelangweilt und gezwungen aussahen, denn ich fand alles so phantastisch, spannend und irgendwie märchenhaft. Einige Jahre besuchte ich heimlich diesen Religionsunterricht und doch ich fühlte meine Neugier nicht befriedigt, sondern eher verstärkt. Es erschien mir alles diffus und ich verstand nicht den Sinn dieser Religion. Eine Tage lernte ich dann (zufällig??) ein Mädchen kennen, die sich von allen anderen Mädchen, die ich kannte, unterschied. Sie war still, nachdenklich und von Herzen freundlich. Wir freundeten uns an und so lernte ich ihre Familie kennen. Es war eine so tiefe Erfahrung diese Menschen kennenzulernen, daß ich es nie vergessen habe. Schon bei meinem ersten Besuch fühlte ich mich willkommen und aufgenommen. Ich war begeistert von der Art des Umgangs untereinander, von der Wärme und der

Liebe, die in diesem Haus herrschte. In meinem Elternhaus ging es streng und sachlich zu. Umarmungen waren eher selten und bei Gesprächen durfte ich nicht dabei sein. Ich fühlte mich sehr oft ausgeschlossen und einsam. Natürlich gab es auch in dieser Familie Probleme, die jedoch meinen Kinderaugen verschlossen blieben und ich deshalb nur diese eine Seite kennenlernte. Meine Eltern waren strenge Atheisten und so hatte ich vorher, außer den Religionsstunden, keinerlei Kontakt zu religiösen Menschen, außer natürlich zu meiner geliebten Oma.

Hier jedoch beteten alle gemeinsam vor jeder Mahlzeit und vor dem Zubettgehen - zeitweise erschien mir das wie Erfüllung aller meiner Sehnsüchte. Spannend fand ich auch, daß sich so selten Krankheiten in dieses Heim verirrten und führte das auf das Vorhandensein der Wärme und Liebe zurück, die den Eckpfeiler für diese Familie bildeten. Sie gehörten den Baptisten an und ich besuchte lange Zeit als Freund der Gemeinde ihre Kirche. Aber auch hier fand ich letztlich nicht den Grund für meine Anwesenheit auf dieser Welt und für die Erkenntnis des Entstehens von Krankheit und deren Heilung. Doch fühlte ich mich ein Stück weit näher dran, an dem Geheimnis des Lebens.

Später besorgte ich mir Literatur über die verschiedensten Religionen, denn ich fühlte, daß irgendwo hier die Antwort liegen muß. Eines jedoch wurde mir schließlich klar, dass selbst die extremsten Formen der Religion h immer das gleiche hohe Ziel hatten, der Weg war letztlich der Gleiche, wenn auch auf verschiedene Weise. Alle beschreiben letztendlich die Sehnsucht zurückzufinden zu Gott. Dieser Weg kann natürlich so oder so ausgelegt und dargestellt und ausgeschmückt werden. Jeder ist von „seiner" Religion überzeugt und das ist auch gut so – wenn es nicht zu sinnlosen Kriegen führt. Die Bedingungen allerdings um diesen Weg beschreiten zu können sind teilweise sehr streng ausgelegt und praktisch nur einsam in einem Loch im Himalaja auszuführen. Dagegen erscheint mir das Leben hier oft wie eine Vergewaltigung der Sinne. Wir werden überschüttet mit den Möglichkeiten vor uns selbst wegzurennen. Und es ist so einfach, denn es gibt unendlich viele Arten um sich vom Wesentlichen abzulenken. Zum Beispiel das Fernsehen, Internet und Computerspiele. Ich habe das Gefühl kennengelernt durch diese Dinge illusorisch abzuschalten zu können von meinen drängenden Gedanken. Nach einem stressigen Arbeitstag beispielsweise, erschien es mir wie eine Oase, in der ich auftanken und entspannen konnte, was sich aber bald als Fata Morgana herausstellte.

Zu meinen vorhandenen Gedanken, die versuchten den Tag zu verarbeiten, kamen neue Aufregende dazu. Diese Ablenkungen verhinderten ein inneres Verarbeiten des Tages und haben so Unruhe, Schlaflosigkeit und Desinteresse an allem, hervorgerufen und schließlich zu Depressionen geführt. Mein persönliches Engagement des Selbstfindens trat in den Hintergrund und ich wurde immer träger und unausgeglichener – bis ich endlich die Falle erkannte.

Psychologie ohne Seele

Kaum jemals zuvor wurden die Menschen mit einer solchen Vielzahl von Reizüberflutenden

Möglichkeiten konfrontiert wie heute. Lärm, Hektik und Leistungsdruck sind ständige Begleiter eines Jeden. Schon in der Grundschule sind Kinder diesen Streßfaktoren ausgesetzt. Die Folgen hiervon sind in Verkrampfungen, diffusen Ängsten, Konzentrationsschwächen, Schlaflosigkeit und Depression zu finden. Oft bestehen Abhängigkeiten zu Nikotin, Alkohol oder Drogen. Um aber nun, wieder zu Ausgeglichenheit, Konzentration und Entspannung finden zu können, ist es von entscheidender Bedeutung zunächst einmal zu erkennen, was für Möglichkeiten es für den Einzelnen gibt und womit jeder für sich, ganz individuell zu seiner Entspannung findet. Doch bevor wir uns auf äußere Möglichkeiten konzentrieren, sollten wir uns einmal klar darüber werden, wo denn eigentlich Stress entsteht. Es ist von größter Bedeutung zu erkennen, dass die Dinge die tagtäglich geschehen, erst in unseren Köpfen zu Stress umgewandelt werden. Alle Probleme, alle Sorgen – alles befindet sich nur in unserem Kopf. Wir sollten uns bewußt darüber werden, dass es letztlich so unwichtig ist, ob Dieses oder Jenes nun unbedingt sofort erledigt wird, ob Termine so große Priorität besitzen, dass wir dafür eigentlich unser Leben geben??? Sind wir denn nicht mehr in der Lage zu erkennen, wer wir sind und was wir ertragen können und wollen? Wofür machen wir uns so fertig.

Es sterben immer mehr Menschen am plötzlichen Herztod, an Schlaganfällen, Krebs und Selbstmord. Aber warum? Alle suchen das große Glück, ob nun im Beruf, in der Familie oder auch im Sport. Aber was ist denn Glück? Das herauszufinden und wo man es findet ist das Ultimum. Nur erstaunlicherweise ist einzig und allein das Glück in uns selbst zu finden. Nichts, aber auch gar nichts kann uns auf Dauer glücklich machen. Alles ist nun ein kurzes Aufflackern glücklicher Stunden. Tiefes wirkliches Glück finden wir tatsächlich nur in uns selbst. Und das Schöne daran ist, man braucht gar nicht viel dafür tun, als es zu erkennen, in sich ruhen, nach innen schauen können und die äußerlichen Sorgen und Probleme ablegen können. Niemandem nützt es etwas, wenn man am nächsten Morgen nicht mehr aufwacht, denn dann sind Termine plötzlich auch nicht mehr wichtig. Realistisch betrachtet macht es wenig Sinn, nur für äußeres Glück zu arbeiten und zu leben. Die schönste Kette und das schnellste Auto machen auch nur kurzzeitig glücklich, dann schon ist da wieder unsere Sehnsucht nach Anderem was uns scheinbar glücklich macht. Zufrieden ist niemand mehr. Zumindest nicht dauerhaft. Es muss immer etwas Neues, Anderes, Besseres her. Es ist wichtig zu erkennen, und jeder für sich allein, wo sein eigenes tieferes Glück zu finden ist. Zu erkennen, wofür wir geboren sind. Lernen aus Fehlern die wir unweigerlich begehen, zu lernen und dadurch weiterzukommen im Leben. Lernen wir nicht aus unseren Fehlern, werden wir sie immer wieder begehen, bis wir schließlich das gelernt haben, was wir lernen sollten. Eigentlich sollten wir sogar dankbar dafür sein, dass wir die Chance erhalten aus unglücklichen Umständen lernen zu können. Es ist immer ratsam zunächst bei sich zu schauen, zu sehen was wir zu einem Problem beigetragen haben, wo unser Fehler lag. Wenn man erst soweit ist, wirklich so zu denken und das auch umsetzen kann, ist man auch in der Lage tief entspannen zu können.

Denn nur dadurch ist es möglich die größtmöglichste Konzentrationsfähigkeit zu trainieren. Niemand kann sich konzentrieren, wenn er sich nicht zuerst lernt zu entspannen. Und innere Konzentration ist einfach notwendig, um sich zu finden.

Gerade zu Beginn dieses neuen Jahrhunderts fällt es auf, daß immer mehr Menschen verschiedene Wege suchen, sich selbst zu erkennen und dem Sinn des Lebens ein Stück näher zu kommen. Entspannungstechniken, wie z.B. Meditation, die auch das Bewußtsein schulen, halten Einzug in das tägliche Leben und sind wichtige Formen der Therapie. Das wiederum führt zu der Erkenntnis eines anderen Bewußtseins, welches die

Voraussetzung dafür ist, wieder zurück zu finden zu sich selbst und damit letztendlich zu Gott. Und darin, denke ich, liegt im Großen der Sinn des Lebens. Denn Gott war nicht zu finden, außer in mir selbst und das wiederum läßt erkennen, daß Krankheit hauptsächlich durch sich selbst geheilt werden kann.

Was aber ist nun dieses Ich, wenn wir es seines Namens, seiner Eigenschaften und materiellen Güter entkleiden? Bleibt denn überhaupt noch etwas von ihm übrig, wenn es solchermaßen bloßgestellt wird? Die Furcht, ein Nichts zu sein, treibt das Ich zu rastlosem Streben, und doch ist es in Wahrheit ein Nichts, eine gähnende Leere. Wenn wir imstande sind, diese Leere zu ertragen und im Schatten ihrer Einsamkeit zu leben, dann tritt eine grundlegende innere Umwandlung ein, die aller Furcht ein Ende macht. Voraussetzung hierzu ist das innere Erleben dieses Nichts – das aber solange nicht eintreten kann, wie es ein erlebendes Ich gibt. Wenn wir nämlich den Wunsch hegen, das

Nichts, die Leere in uns zu erleben, um sie zu

überwinden und darüber hinauszuwachsen, dann kann es nicht zu diesem Erlebnis kommen: denn das Ich als „Für-sich-seiendes" besteht ja weiter. Sobald das Ich an einem Erlebenbeteiligt ist, hat der Zustand reinen Erlebens ein Ende. Nur wenn wir das, was ist, erleben, ohne ihm einen Namen zu geben, wird uns die Freiheit von dem, was ist, zuteil werden.

Krishnamurti

Die Leichtigkeit des Seins

Um zu verstehen, welchem tiefgreifenden Wandel der heutigen Zeit wir unterliegen, ist es nötig einfachste Erkenntnis vom Sein zu erlangen. Das hört sich schwieriger an als es ist und bedarf letztlich„ nur" einer ganz privaten Einsicht in sein eigenes Leben. Nicht die schlimmen Erfahrungen, glücklichen Tage und beruflichen Werdegänge allein zählen – viel mehr das, was man tatsächlich dabei empfindet und wie man damit umgeht. Viel zu oft erspüren wir lieber was andere Menschen empfinden, oder meinen empfinden zu können. Die Konzentration auf uns selbst ist anfangs schwer. Ein gutes Beispiel hierfür sind zum Beispiel Beziehungsprobleme: es ist hundertprozentig so, daß man solange immer den gleichen Typ

Partner mit immer den gleichen Fehlern kennenlernt, bis man den Weg bis zum Schluß gegangen ist, um zu verstehen, wo das tatsächliche Problem liegt. Aus den meisten Beziehungen fliehen wir zu

schnell, weil es ja weh tut, sich mit Problemen auseinanderzusetzen. Irgendwann jedoch muß ich schauen, wo mein Problem dabei ist. Warum habe ich mit diesen oder jenen „Fehlern" Probleme, denn letztlich bereitet es ja mir Kummer und nicht dem Anderen. Also muß auch ich bei mir etwas ändern und nicht bei dem Anderen, wie wir das so gerne möchten und dazu muß ich es erkennen. Wenn ich krank bin, muß ja auch ich gesund werden und nicht der Andere. Vieles kann erreicht werden durch das Verstehen, daß man sich ständig auflehnt gegen etwas Unabänderliches. Dieses Auflehnen und die Nicht - Akzeptanz von Dingen welche geschehen (- und geschehen müssen, damit wir daraus lernen), bringt Unzufriedenheit und Unglück. Man macht sich damit bedingt abhängig von den unterschiedlichsten

Aktivitäten, welcher Art auch immer, und leider auch von anderen Menschen. Die Konzentration auf sich selbst geht verloren, in dem Bemühen jemanden zu finden, der für meine Unzufriedenheit verantwortlich ist. Dankbar regen wir uns über eine offen gelassene Zahnpastatube, oder liegengelassene Socken von irgendjemand auf, wundern uns dann, daß wir erkranken. Wenn wir aber die Möglichkeiten kennen zu meditieren oder zu beten, wird uns bewußt, wie unwichtig, die uns sonst aufregenden Dinge eigentlich sind und sind in der Lage Zugang zu unserem Innersten zu finden. Es ist schön dann schließlich diesen irrelevanten Umstand mit anderen Menschen zu erkennen und so die innere ehrliche Einstellung zu sich selbst zu finden, und das nicht mehr durch Ablenkung von sich selbst auf die Fehler von Anderen. Leider gibt es auch auf diesem Weg so harte und bittere Lernprozesse zu bewältigen, dass ich gut verstehen kann, wenn manche Menschen vorzeitig kapitulieren und resignieren. Auch ich war so oft so kurz davor zur Gleichgültigkeit überzugehen und alles andere zu vergessen. Besonders bei existentiellen Problemen, die zu einem finanziellen Fiasko führen könnten. Geht man jedoch stur auf dem Weg weiter und zieht sich immer und immer wieder aus dem Sumpf der Verzweiflung, sieht alles nicht mehr auch nur halb so schlimm aus. So beschloss ich eines Tages ein Haus zu bauen und sonnte ich mich wunderbaren Zeichen und alles ging auf erschreckend einfach. Natürlich nahm ich keine professionelle Hilfe in Anspruch und vertraute auf mich selbst, da ich meinte schon so toll zu sein in meinem Erkennen von Schicksal und Sein, das ich wohl doch ein wenig zu hoch hinaus flog. Jedenfalls trug es sich zu, dass mein Bauträger, dem ich zuvor einen Blankovertrag für das zu bauende Haus unterschrieb, mich doch glatt um einige viele tausende Euros betrügen wollte. Natürlich kündigte ich in meiner unendlichen Weisheit, ohne mir Rat zu holen, sofort den Vertrag. Ich hatte ja schliesslich einen Zeugen. Nun trug es sich zu das genau dieser Zeuge zwei Tage vor dem Gerichtstermin in seinem Wohnzimmer am plötzlichen Herztod verstarb! Vor Gericht stellte sich dann auch noch heraus, dass dieser Vertrag ein Werksvertrag und damit unkündbar war. Es machte sich ein Gefühl eines nicht enden wollenden tiefem Loch in mir breit. Aber auch das überstand ich mit vielen Schulden, letztlich doch irgendwie. Als ich dann soweit war, versuchte ich nach meinen Fehlern zu schauen. Und tatsächlich, da waren sie ja: Selbstherrlichkeit, Großkotzigkeit, Ignoranz und Überheblichkeit. Ups, naja schon klar und eindeutig. Diese Schelle vom Schicksal war so wichtig mir zu zeigen auf welchem Weg ich nur vorwärts komme. Es musste mich Meilen zurückziehen, ansonsten wäre ich in die Irre gelaufen. Das ist mit der wichtigste Schritt auf dem Weg zu der Erkenntnis von Therapie und Sein. Keine Therapie der Welt kann helfen, wenn innere Unausgewogenheit herrscht und man nicht eigenverantwortlich handelt. Nach meiner langen, und schließlich erfolgreichen Suche und dem Gefühl endlich gefunden zu haben, was ich so ersehnt habe, möchte ich mein Wissen weitergeben. Ich bin heute noch überrascht darüber, daß alle meine Wege in die Ferne mir nicht im Entferntesten das Wissen gebracht haben, wie der Weg zu mir selbst, der eigentlich der schwerste war! Und doch ist es immer noch schwer auch dieses Wissen umzusetzen im täglichen Einerlei. Doch mit einer in Indien erlernten einfachen Form der Meditation habe ich den Grundstein für mich gelegt. Es gibt so viele unterschiedliche Formen der Meditation, des Yoga und des Betens.

Yoga

Die Wurzeln des Yoga sind in der Hindu- Kultur Indiens zu finden. Aufgrund dieser Tatsache nahm man lange an, dass Yoga eine Art Religion sei. Doch niemand muss zum Hinduismus übertreten, wenn er Yoga praktizieren möchte. Yoga fördert die Gesundheit, die Konzentration und gibt Ihnen die Möglichkeit im Einklang mit sich selber zu leben. Durch das Üben verschiedener Yogahaltungen bekommen Sie eine unmittelbare Körperwahrnehmung und sind so in Lage sich auf neue Weise zu bewegen und zu reagieren, was durchaus zu neuen Höchstleistungen führen wird. Durch Yoga erwerben Sie Flexibilität, innere Kraft und Selbstbewußtsein. Bereits nach kurzer Zeit werden Sie an sich selbst spüren wie Sie sich positiv verändern und neu auf Ihre Umwelt wirken.

Auch Meditation ist eine Form des Yoga.

Praktische Yogaübungen werden ebenfalls meditativ ausgeführt, denn die gesamt Konzentration wird auf den Ablauf der Übungen und der darauf folgenden Entspannung gelegt. Zu der Art der Meditation, die ich Ihnen vorschlagen möchte brauchen Sie lediglich etwa eine halbe Stunde Zeit, Ruhe und einen gemütlichen Sitzplatz. Sie schließen die Augen, konzentrieren sich auf den Augenbrennpunkt und üben in Gedanken ein Mantra aus fünf Ihnen wichtigen Namen, das Sie unentwegt wiederholen. Versuchen Sie sich durch nichts ablenken zu lassen, entspannen Sie sich immer wieder neu und geben Sie sich der Situation hin. Akzeptanz ist alles was wir zum Leben brauchen.

Doch ein bedeutenderSinn dieser Techniken, ist doch zu sich selbst zu finden. Ob und wie man den Weg dann weitergehen möchte, wird jeder für sich selbst herausfinden. Erstaunlich finde ich, wie sich alles von alleine fügt, wenn man sich erst auf die Suche begeben hat. In den Buchhandlungen unter dieser Rubrik finden sich schier unendliche Ansammlungen von "Dem Einzigen wahren Weg" und man ist zunächst unentschlossen und relativ hilflos. Doch es wird sich früher oder später etwas ergeben, was weiterhilft und auf Deinen richtigen Weg hilft. Jeder Mensch ist anders und vielleicht hilft es ihm nicht, obwohl es mir geholfen hat.

Die Wunder und Zeichen

Ich bin zum Beispiel durch so merkwürdige Umstände zu meinem Meditationslehrer gekommen, daß es mir heute noch wie ein Wunder erscheint. Ich lernte jemanden kennen, der mich zunächst als Mann interessierte. Dieser Jemand erzählte mir eines Tages von einer Reise nach Indien. Gespannt hörte ich zu und mein Entschluß stand fest. Da mußte ich hin. Allerdings sollte diese Reise bereits einen Tag später stattfinden. Spätabends suchte ich das Reisebüro auf und nach drei Stunden hatte ich tatsächlich einen Flug gebucht. Nun war ich nicht gerade unabhängig und auch nicht unbedingt finanziell so gesegnet, daß ich mal eben für über tausend Mark nach Indien fliegen konnte. Aber alles fügte sich wie ein Puzzle und ich konnte ohne größere Probleme fliegen. Ich bekam sofort Urlaub, konnte meine beiden Kindern gut unterbringen und erhielt am selben

Tag eine Nachricht von meinem Steuerberater, die auch finanziell meine Entscheidung rechtfertigte. Mein Bekannter wußte noch nichts von meinem Entschluß ebenfalls nach Indien zu reisen und war total überrascht. Nun stellte sich sogar noch heraus, daß wir dieselben Flüge gebucht hatten und gemeinsam fliegen konnten. Noch heute ist Indien für mich das Land mit der größten heiligen Energie. Ich liebe es diese Menschen zu beobachten, dem emsigen Treiben beizuwohnen und den Ärzten bei ihrer Arbeit auf der Straße zu zuschauen. Ich beschloss zu helfen und impfte die Kinder in den slums gegen diverse kankheiten.Das Land ist sehr arm und es gibt viel Dreck und Elend. Und doch empfinde ich diese Menschen als reicher und teilweise glücklicher, als unsere vom Überfluß erdrückten deutschen Menschen. Indien war für mich wie die Heilung meines ständigen Heimwehs. Dort lernte ich durch Meditation mein inneres Licht kennen. Meine rastlose Suche erschien mir endlich beendet und ich konnte meinem Geist neue Nahrung geben. Es erschien mir, als wäre ich nur aus diesem Grund in dieses Leben geboren worden: endlich zu begreifen, daß ich nicht nur aus zusammengefügten Organen bestehe – sondern das Wichtigste: eine Seele besitze.

Dieses Phänomen des inneren Lichtes ist in vielen heiligen Schriften beschrieben. Selbst Menschen in der heutigen Zeit, welche aus irgendeinem Grund, sogenannte Nahtoderfahrungen gemacht haben, sprechen offen über diese Tatsache. Alle, ob intelligent, einfach, Kind oder Greis, alle berichten von einem dunklen Tunnel an dessen Ende ein Licht, oder eine Lichterscheinung auf sie warteten. Sie sprechen von Gott.

Weiterhin ist identisch, daß alle einen rasend schnellen Ablauf ihrer Vergangenheit wahrgenommen haben, der ihnen Gefühle vermittelte darüber, was sie falsch oder richtig gemacht haben. Sie waren in der Lage zu empfinden, wie es einem Menschen ging, dem sie Schmerz oder auch Freude gemacht haben. Alle sprachen von einer übergroßen, bedingungslosen Liebe, die sie gespürt haben und die mit nichts weltlichem zu vergleichen war. In einer Fünfjahresstudie wurden dann diese Menschen beobachtet und es stellte sich heraus, daß sie ihr ‚neues' Leben anders, liebe- und friedvoller gestalteten. Die meisten von ihnen fingen an regelmäßig zu meditieren, zu beten oder sich für die Religionen allgemein zu interessieren. Meditation oder Beten sind Wege, mit dessen Hilfe man lernen kann dieses Licht zu sehen. Man durchläuft im Laufe seines Lebens viele Etappen, die häufig Schmerz und Leid und manchmal auch Glück und Freude beinhalten. Leider machen wir nur all zu oft immer die gleichen Fehler, ehe wir daraus lernen, denn wir haben ja diese Begegnung mit dem Licht der Liebe nicht gehabt, klammern uns an weltliche Dinge und werden krank.

Das alles soll nicht heißen, dass ich nun so weit bin und völlig fehlerlos die Welt belebe. Immer noch mache ich Fehler und zwar so oft immer die selben, bis ich mich dann selbst schüttle und mich zwinge genau hinzuschauen. So zum Beispiel flog ich vor einiger Zeit nach Ägypten um dem Alltag zu entfliehen. Man darf nie vergessen, dass diese eigene Änderung an sich selbst, auch bewirkt, sensibler und offener, irgendwie verwundbarer zu sein. Es ist als sehe man die Welt mit anderen Augen. Sämtliche Gefühle offenbaren sich plötzlich als eine Art Bumerang. In diesem arabischen Land lernte ich meine Liebe für Hitze, Wüste und die arabischen Menschen selbst kennen. Natürlich begann dort alles wieder mit einem Mann. Ein glutäugiger, heißer Araber schlich sich in mein Herz. Ich erlebte wunderschöne, freie zwei Wochen. Durch die jahrelange alleine Verantwortung meinen Kindern und Tieren gegenüber hatte ich es fast verlernt etwas für mich und meine Erholung zu tun. Alles, alles war ein einziger Traum. Diese wahnsinnige Wüste, die so still ist, dass es fast schmerzhaft ist, diese unendliche Leere, die mir so gut tut wie ein Kuss vom Engel. Diese unbarmherzige Hitze der Sonne, die ich jedoch in mein Herz ließ, wie ein Geschenk. Es gibt keine Worte für das was ich empfunden habe in dieser Zeit. Manchmal frage ich mich, was diese Empfindungen ausgelöst haben. Als ich dann noch in den Genuss des Zusammenseins mit diesem Mannes kam, war alles perfekt. Durch ihn vertiefte sich meine Liebe zu arabischen Menschen. Was ich am meisten favourisierte, war die Selbstverständlichkeit des Familienlebens. Zum Zeitpunkt dieser Reise war ich als Pflegedienstleitung einer Sozialstation des Deutschen Roten Kreuzes tätig und hatte so einen tiefen Einblick in die familiären Zustände in deutschen Familien. Dort lernte ich völlig verwaiste alte Leute kennen, die ihre Angehörigen nur noch von den Photos kannten, die auf der Anrichte platziert waren. Natürlich war ich aufgrund dessen fasziniert von arabischen Familien. Ich lebte während meines Urlaubes mit meinem Freun d in unserer arabischen Wohnung und lernte so die Hierarchie der arabischen Familien kennen und war schwer beeindruckt. Als ich dann wieder in meine Heimat flog, war ich innerlich so aufgewühlt, dass ich knapp drei Wochen später wieder hinflog. Wieder traf mich das Leben dort an meinen sensibelsten Punkten. Liebe und Familie. In dem Jahr flog ich etliche Male dorthin und lernte dadurch mehrere deutsche Frauen kenne, denen es ähnlich ging. Mit einigen bin ich nach wie vor befreundet. Eine von diesen Gleichgesinnten sagte damals zu mir, dass sie das Gefühl hatte, diese ganze Geschichte sei nur ein Sprungbrett für mich, ein Sprungbrett für etwas, was noch auf mich wartete und nur mein Herz öffnen sollte für eine noch tiefere Erfahrung. Wie recht sie hatte zeigte sich noch im selben Jahr. Es war kurz nach meiner letzten Ägyptenreise. Ich ging eine meine Lieblingsdiscothek und trank mehr Alkohol als mir gut tat. Noch traurig über meine Rückkehr und mit meinem verliebten traurigen Herz versäumte ich es rechtzeitig aufzuhören. Als ich dann in meinen Erinnerungen schwelgend auf der Tanzfläche war, kam ein wirklich gutaussehender dunkelhaariger, braunäugiger junger Mann auf mich zu und bat mich mit ihm zu tanzen. Während des Tanzens, stellte sich heraus, dass auch er ein Araber war. Sofort öffneten sich alle meine Schleusen und ich tanzte im siebten Himmel mit ihm bis in den frühen Morgen. Dann nahm ich ihn, entgegen meiner sonstigen Ansichten, mit zu mir nach Hause und schlief mit ihm auf eine so sehnsuchtsvolle, leidenschaftliche Art und Weise, die alles beinhaltete wonach ich mich sehnte, was ich vermisste und brauchte. Zu diesem Zeitpunkt waren mir wirklich Name, Alter, Beruf etc. völlig egal und ich dachte auch nicht an ein Wiedersehen. Am nächsten Tag bekam ich einen Anruf von ihm, in dem er mich zu sich in sein Geschäft einlud. Ich weiss heute nicht mehr genau, warum ich nicht gleich darauf einging. Tage später fuhr ich mit meiner Freundin in den Ort und wir suchten nach diesem Laden, allerdings erfolglos. Daraufhin telefonierten wir noch ein weiteres Mal und verabredeten wir uns. An diesem Tag musste ich sowieso beruflich durch diesen Ort und nahm mir ein kleines bisschen Zeit. Er war dabei einen kleinen arabischen Imbiß zu eröffnen. Als ich in den Laden kam und mich setzte, stellte er mir sofort die Frage, ob wir nicht zusammen sein wollten. Ich war sehr erstaunt und bat um Geduld. Auf dem Weg zu meinem Meeting dachte ich lange und intensiv nach und kam zu einem positiven Ergebnis. Wir wurden also ein Paar. Es war eine wunderschöne und wichtige Zeit für mich, in der ich erkannte, was ich an einem Mann tatsächlich liebte und brauchte. Es war seine Unabhängigkeit und die Männlichkeit in seinem Handeln und Tun. Ich mochte es sehr, wie er mich behandelte. Respektvoll, sehr liebevoll, aber auch klar umrissen. Er machte mir klar, wie man miteinander leben konnte, ohne sich 24 Stunden am Tag tief in die Augen zu schauen. Schließlich lernte ich einfach weiter, was andere Männer schon vorher in mir zum reifen gebracht hatten. Leider lernte ich langsam und klammerte zu stark an den Augenblicken des Zusammenseins, was er mir wieder und wieder sagte. Letztlich kam dann der tag, an dem er sich von mir trennte. In meiner Blauäugigkeit hatte ich gewisse Anzeichen einfach so geflissentlich übersehen und fiel aus allen Wolken des siebten Himmels. Noch jetzt leide ich an den Folgen auf eine tiefe, aber verständnisvolle, dankbare Art und Weise. Aber auch in der Zeit mit diesem Mann hatte ich Sehnsucht, Sehnsucht nach etwas das mich vervollständigte...etwas das mir fehlte...

Doch mein Leben ging weiter und blieb lange, lange Zeit allein. Lernte mit mir selber glücklich zu sein, reiste viel und dachte gar nicht mehr an eine Beziehung...Es gibt sie ja doch nicht, diese Liebe, dieses Einzigartige - diese Verbundenheit. Alles war so klar, ruhig und unglücklich war ich doch eigentlich auch nicht. Meine Freunde und Kinder versuchten alles Mögliche um mich irgendwie zu verkuppeln. Aber ich übersah jegliche Versuche und wollte einfach mein Herz nicht mehr verschenken.

sechs Jahre später –

An einem Tag, vielmehr in einer Nacht – die genauso verlief wie so viele davor, geschah es doch! Es war

einer der üblichen durchtanzten, einsamen Nächte, die ich allmählich mehr als satt hatte. Sicher

es war lustig und ließ mich abschalten von Alltag, Kummer und Sorgen und doch war ich nicht so richtig in Feierlaune…so wurde ich im Verlauf der Nacht immer melancholischer und irgendwie trauriger als ich

es sonst von mir kannte. Ich zog mich etwas von meinen feiernden Freunden zurück und traf auf einen Bekannten. Wie es genau dazu kam das er mich einfach auf die Tanzfläche zog, kann ich im Nachhinein gar nicht sagen. Ich weiß nur noch dass er mich gehalten hat wie eine Prinzessin und das dieser Tanz mein Herz geöffnet hat. Ich fühlte mich so gelöst und frei und ich habe es tief genossen, einfach nur zu Tanzen. Es war ein Tanz ohne Erwartungen, ohne Anzüglichkeiten, einfach nur ein Tanz…Schon lange Zeit habe ich mich nicht mehr so wohl gefühlt. Nach dem Tanz gingen wir an den Tresen zurück und ich konnte nichts anderes als ihn einfach nur anzustrahlen. Ich befürchte er konnte gar nicht ermessen, welchen Gefallen er mir mit dem Tanz getan hatte…Er erschien mir so nah und vertraut und ich fühlte mich so wohl in seiner Gegenwart, dass ich mich einfach von ihm Küssen ließ.

Um der Sache den nötigen Hintergrund zu geben, sollte ich erwähnen, dass mir Küssen unglaublich viel bedeutet und dass ich schon einige Anwärter aufgrund ihres Unvermögens mich richtig küssen zu können, verlassen habe, bevor es begann.

Also, wo waren wir stehen geblieben…Er küsste mich und es begann sich der Boden unter mir zu drehen. Das war ein so zärtlicher, liebevoller und nicht enden wollender Kuss, dass ich mich fühlte wie auf Wolke sieben. Wir konnten nicht mehr aufhören und sahen uns hin-und wieder überrascht in die Augen. In diesem Kuss steckte keine sexuelle Aktivität, sondern nur Nähe und Zärtlichkeit. Um keine falschen Schlüsse zu ziehen, verabschiedete ich mich dann relativ abrupt und ging. Jedoch nicht ohne ihm meine Handynummer da zu lassen. Ich konnte einfach nicht anders und ich glaube zu diesem Zeitpunkt war ich schon verliebt…

Es dauerte dreizehn Minuten, da kam die erhoffte sms: „Baby, ich muss dich wieder sehen…"! In mir flatterten tausend Schmetterlinge und glücklich schlief ich ein. Vom nächsten Morgen an schrieben wir uns unzählige sehnsüchtige Nachrichten. Nach einer Woche und einer von mir allein durchtanzten Nacht sahen wir uns zufällig wieder. Es war in einem Imbiss. Er setzte sich sofort zu mir, ließ seinen Döner kalt werden und wir redeten. Mir schlug das Herz bis zum Halse! Vor allem – wie ich aussah…Übermüdet und verschlafen, mit einen petrolfarbenen Wollmütze auf dem Kopf. Aber es tat mir so unglaublich gut ihn zu sehen. Am liebsten hätte ich ihn festgehalten und gebeten zu bleiben und nie wieder zu gehen. Und doch vergingen weitere Tage, bevor wir ein erstes offizielles erstes Date hatten.

Es begann etwas unglücklich, da mein

angebeteter sich aufgrund ungünstiger Wetterverhältnisse circa zwei stunden verspätete. In der Wartezeit konnte ich es mir nicht verkneifen das ein oder andere Glas Rotwein zu trinken, weil ich mir sonst die Fingernägel bis au den Grund heruntergeknabbert hätte – was natürlich so gar nicht gegangen wäre – weil ich wollte ja perfekt aussehen. Also, er kam, sah und siegte. Wir fuhren an den Strand - es war der dritte Februar, abends um halb zehn (Megakalt) und tranken am Strand eine Flasche Sekt, bevor wir uns in mein Auto verkrümelten um nicht zu erfrieren. Natürlich konnten wir nicht anders als uns zu küssen, zu umarmen, zu reden, zu lachen und keiner von uns wollte nach Hause.

Das nächste Date führte uns in einen anderen Ort, wo wir ungestörter und auf sozusagen neutralerem Boden miteinander vertraut werden wollten, ohne das die Menschen unserer Umgebung mehr wusste, als wir selbst. Es wurde ein wunderschöner Abend mit viel Lachen, Tiefsinn und einem vertrauten Gefühl von Zusammengehörigkeit. Wieder wollte keiner von uns nach Hause, also gingen wir noch in eine Bar. Diese verliessen wir gegen sechs und gingen zu mir. Ganz Prinz, wie er nun mal war, ging er auf meine diversen Versuche ihn in mein Bett einzuladen nur recht zögerlich ein. Was ich prinzipiell ganz toll fand. Nachdem wir uns ein weiteres Mal trafen, blieb er seitdem fast jede Nacht bei mir.

Zu dieser Zeit wohnte ich allerdings mit meiner Freundin, ihren vier Kindern und meiner jüngsten Tochter in einer WG. Das erschwerte einerseits die Situation, war aber andererseits auch vorteilhaft, weil keiner von uns zu dem anderem ziehen mussten und es sich so anfühlte wie zu Studentenzeiten. Wir verbrachten eine wunderbare Zeit. Leider gab es dann ein Problem, dass die Situation deutlich erschwerte. Meine Freundin, die seit Monaten – im Gegensatz zu mir – versuchte einen passenden Partner zu finden, kam nicht mit meiner neuen Liebe zurecht. Das lag nicht an seiner Person, sondern eher an ihrer eigenen Unzufriedenheit. Es gab mehr und mehr Stress. Eines Abends, mein Freund war noch auf der Arbeit, kam es zu einer folgenschweren Auseinandersetzung zwischen ihr und meiner Tochter. Meine Freundin vergaß sich dermaßen im Ton, dass ich meine Tochter bat die nötigsten Sachen einzupacken und zu mir ins Auto zu steigen. Daraufhin – es war abends halb neun – wussten wir zunächst nicht wohin. In der Not fuhren wir zu einer Freundin, deren Schlüssel ich hatte und ich wusste, dass sie im Krankenhaus war. Am nächsten Tag organisierte ich auf die Schnelle ein Heim für meine Tochter und ihren Hund. Zwischenzeitlich organisierte mein Freund das ich mit zu ihm und seinen Eltern konnte – wo ich aufgrund der schlechten Wohnungslage, fünf Monate erlebte ich mit ihm den Himmel auf Erden. Es ist ausgeschlossen Worte für diese Zeit der Liebe zu finden. Zum ersten Mal in meinem Leben hatte ich gefunden wonach ich so lange suchte...Irgendwann fanden wir in Haus und weiter ging unser Glück. Er arbeitete dann wieder und wir sahen uns nur in der Nacht, was unserer, bzw.meiner Liebe, keinen Abbruch tat. Ich vergötterte ihn, verwöhnte ihn und liebte ihn.

Leider war er ein Partymensch und feiern, trinken und tanzen bedeuteten ihm nach und nach immer mehr. Ich ging fast jedes Mal allein nach Haus. Es dauerte ein Jahr, dann lief ich davon...es dauerte noch weitere drei Jahre mich von ihm zu lösen und hat mir endgültig die Illusion genommen, mit einem Menschen glücklich zu bleiben.

Missverständnisse

Ein Beispiel dafür, Anderen die Schuld an verschiedenen Missständen in seinem Leben zu geben ist folgendes: So wird dem spät nach Hause kommenden Ehemann, die Schuld an den Depressionen seiner zu Hause wartenden Ehefrau, zugewiesen. Wichtiger, oder richtiger, wäre es das die Frau auf ihr eigenes Dasein aufmerksam wird, auf die eigene Verantwortung über ihr Leben, sich auch daran zu erinnern als Mensch unabhängig von jemandem zu sein. In den meisten Fällen sagen wir, dass der Andere dies und das getan hat und es mir deshalb schlecht geht. Aber ist es nicht richtiger zu sehen, dass wir ein Problem damit haben uns selbst zu hinterfragen? Zu Erkennen, was kann ich für mich tun, um das Problem für mich ganz allein mit dem Anderen zu lösen. Den Anderen können wir nicht ändern, nur uns selbst und unsere Einstellung. Es geht darum etwas Unabänderliches – und das ist ein anderer Mensch für mich – anzunehmen und meinen sinnlosen Frust innerlich loszulassen. Schon mit dem Erkennen, dass alles in unmittelbarem Zusammenhang steht, beginnt ein neues Sehen. Unsere innersten Gedanken sind maßgeblich für Dinge die passieren. Sie wirken auf unser Umfeld mehr, als das gesprochene Wort. Liebevolle Gedanken lassen z.B. Zimmerpflanzen besser gedeihen, Kinder ruhiger werden und den Partner zugewandter. Doch leider vertut man wertvolle Zeit durch unfruchtbare, frustrierte und sinnlose Gedanken, die oft auch ein Tor für Krankheiten sind. Man hat beispielsweise erkannt, daß einem Menschen mit schlechten Gedanken viel mehr Sachen kaputt gehen, Beziehungen einen unglücklichen Verlauf nehmen und Kinder erkranken. Diese Zusammenhänge sind uns so unklar geworden und durch tausende erstaunliche Erkenntnisse und Therapieformen verwirrt worden, daß man praktisch ganz von vorn anfangen muß.

Jeder Mensch wird geprägt durch seine Erfahrungen, die schon seit der Kindheit gesammelt, dem Unterbewusstsein gewisse Wegweiser aufzeigen. Erwartungen über Erfolg und deren Zutreffen sind entscheidend dafür, wie motiviert wir an Handlungen herantreten. Diese (unbewusste) innere Einstellung steuert den Motivierungsprozess. Positiv bestätigte Erwartungen, also Erfolge können sich unbewusst so festsetzen, dass immer höhere Erwartungen gestellt werden das es schließlich zum Misserfolg kommen kann. Der wiederum dazu führt das Selbstbewusstsein zu schwächen, zu verunsichern und eine eigene realistische abschätzbare Aufgabenbewältigung unmöglich macht und enttäuscht. Ohne Erwartung kann keine Enttäuschung entstehen. Deshalb sollten wir lernen, frei von Erwartungen, allein mit unserem Ausgangszustand auf den Zielzustand zuzugehen und Zuversicht gewinnen. Mit

Zuversicht sind wir in der Lage uns positiv zu beeinflussen, denn Zuversicht bedeutet sich stark, optimistisch und stimmig zu fühlen. Jeder sollte stets mit sich im positiven Dialog stehen und Selbstvertrauen haben.

Um zu einem gesunden Selbstvertrauen zu finden ist es wichtig zu wissen, dass alles eine Frage der Einstellung ist. Gedanken sind das Gut, dass uns optimistisch oder pessimistisch werden läßt. Das Leben mit unnützen Grübeleien zu vertun ist bei Menschen mit einem schwachen Selbstvertrauen die Barriere zum Zielzustand. Ein gesundes Selbstvertrauen hilft Rückschläge gelassen zu verkraften. Wer sich einer Situation nicht gewachsen fühlt, gerät schnell unter Druck und das das ein qualvoller Zustand sein kann, wissen wir alle. Es entstehen Selbstzweifel, die sich schnell auf unseren angestrebten Erfolg übertragen und negativ wirken. Nur wer auch im Unterbewusstsein hundertprozentig an sich glaubt, dem erfüllen sich in der Realität seine Ziele mit Erfolg. Wie wir schon wissen schrauben wir unsere Erwartungen häufig viel zu hoch und sind somit anfälliger für Misserfolge und Enttäuschungen. Der Weg ist bekanntlich das Ziel. Wir können diesen Weg mit ganz kleinen Schritten laufen und uns so vergewissern nicht zu stolpern, und wenn wir stolpern brauchen wir dann nur ein ganz kleines Stück zurückgehen. Wenn wir auf diesem Weg der kleinen Schritte Erfolgserlebnisse wahrnehmen, sind wir zufriedener, werden gelassener und bauen Selbstvertrauen auf, als wenn wir einem großen Ziel hinterher hasten, das uns auf Dauer mehr und mehr unter Druck setzen wird.

Selbstvertrauen zu haben ist nun aber die eine Sache, nötig ist es ein gesundes Maß an Selbstvertrauen zu erkennen. Menschen mit zuviel Selbstvertrauen scheitern schnell am Zugeben von Fehlern, anstatt nötige Lehren daraus zu ziehen. Gereizt geben sie vielen anderen Aspekten Schuld an eigenen Fehlern und wirken auf Andere oft überheblich. Dagegen führt ein zu geringes Selbstvertrauen zu vorschnellem Aufgeben. Oft lassen Menschen mit einem schwachen Selbstvertrauen sich viel zu schnell einschüchtern, trauen sich zu wenig zu und scheitern an ihren negativen Gedanken. Ein gesundes Selbstvertrauen lebt in einem seelischen Gleichgewicht zwischen Anspannung und Entspannung. Es setzt viel Feingefühl und Selbstbeobachtung voraus, sowie das ehrliche Einschätzen seiner Stärken und Schwächen. Kritik wird ernst genommen, aber niemals als bedrückend empfunden, sondern dankbar umgesetzt. So lernen wir es in uns zu ruhen, unsere Probleme besonnen zu meistern und auch über unsere Qualitäten sprechen zu können. Wenn wir unsere Gefühle kennen, ordnen und geschickt ins Leben einfügen, werden wir zufriedener und kommen im Leben besser voran.

Zufriedenheit und Glück

Das Wichtigste im Leben ist es zur Zufriedenheit zu gelangen und so die Leichtigkeit des Seins zu pflegen. Schauen wir doch, wer heute noch zufrieden ist. Unzufrieden suchen wir unentwegt nach irgendetwas das uns Zufriedenheit verschafft. Und meistens bleibt diese scheinbare Zufriedenheit nur einen Moment und wir streben nach Neuem. Die tatsächliche Zufriedenheit, dauerhaftes Glücksempfinden ist nur in uns selbst zu finden. Im Prinzip nur mit dem Einverständnis mit uns selbst, innerer Akzeptanz und Frieden. Gefahren einfach stärker ignorieren lernen, sich weniger um den Ausgang eines Schlages sorgen sind die Voraussetzungen für einen guten Ausgang innerlich und äußerlich für das Selbstvertrauen

Die Motivation hierfür entsteht aus der aktuellen Handlungsbereitschaft eines Menschen. Aber hierbei genügt es nicht handlungsbereit zu sein. Wichtig sind das die Handlungsbereitschaft, ein Handlungsplan und der Wille zur Ausführung hinzutreten. Diesen Prozess, die Bereitschaft in die Tat umzusetzen nennt man Motivationsprozess. Es ist möglich gleichzeitig motiviert zu sein, den nächsten Schlag auszuführen, einen interessanten Geschäftsabschluss zu tätigen, den Streit mit dem Partner zu klären u.s.w.. Diese Ziele konkurrieren miteinander und müssen in Prioritäten eingeteilt werden. Auch hierbei erkennen wir, das Personen die ihre Fähigkeiten stärker beurteilen können, also ein gutes Selbstvertrauen besitzen, das Ziel aus eigener Kraft und mit den verfügbaren Mitteln (planen) wirklich erreichen können. Ein Erfolg (Motivtendenz) ist wahrscheinlich und die Absicht die Handlung auszuführen (Handlungsentschluss) wird sicherer. In dieser inneren Situation wird die willentliche Handlungsentscheidung getroffen. Je entschiedener diese Absicht mit dem Willen umgesetzt wird, desto mehr grenzt diese begonnen Handlung sich von anderen motivierten Handlungsmöglichkeiten ab. Nach dem Handlungsabschluss erfolgt eine Bewertung, die uns das erreichte Ziel der Handlungsabsicht und damit das Abschalten des Gesamtmotivationsprozesses signalisiert. Erst dann können wir uns anderen Zielen zuzuwenden. Wird aber ein Ziel nicht erreicht, fördert das neben einer emotionalen Erregung, Analysen über die kalkulierten Bedingungen und deren angemessener Bewertung (Ursachenklärung), sowie die Entscheidung das bisherige Ziel weiter zu verfolgen, zu verändern oder aufzugeben. Positive wie auch negative Emotionen beeinflussen in jedem Fall die Bewältigung von Aufgaben. Je mehr ein Mensch damit beschäftigt ist, seine Emotionen in den Griff zu bekommen, umso mehr bezeichnet man das neben der eigentlichen Aufgabe, als Zusatzaufgabe. Zwei oder mehr Aufgaben gleichzeitig lösen zu müssen, überfordert schnell, nimmt die Motivation und es kommt zum Stress erleben.

Stress

Um aber Stress begegnen zu können, empfiehlt es sich den Begriff weniger oft zu gebrauchen und ihn gezielt zu verwenden. Etwas das spannend ist, nennt sich noch nicht Stress. Erst im Grenzbereich zur Überforderung sprechen wir von Stress. Situationen und Ereignisse, die mit

Emotionen verbunden sind werden als Stressoren bezeichnet, wie z.B. schwere Krankheiten, Unfälle, Tod eines Nahestehenden und Trennungen. Der psychologische Überforderungseffekt eines Ereignisses oder einer Situation tritt vor allem dadurch auf, dass wir ihr eine subjektive Bedeutung, einen gefühlsverbundenen Wert beimessen. Die genaue Betrachtung der Konstellationen hebt diese Einstellung auf. Für jeden Einzelnen wird es anders empfunden, ein Neuling hat ganz andere Empfindungen als ein alter Hase. Auch in diesem Fall ist unsere Einstellung dafür verantwortlich. ob wir Stress zulassen. Stress entsteht durch ein ungünstiges Verhältnis zwischen Kapazität und Anforderung. Sieht man in der Bewältigung einer Aufgabe eine Bedrohung für sich selbst, durch zu hohe Anforderung und zu wenig Kapazität, dann ist das A:K Verhältnis ungünstig und es kommt zu Stressreaktionen. Würde nun aber dieselbe Person diese Aufgabenbewältigung als positive Herausforderung annehmen, bedeutet das zwar auch Belastung, doch ist das Stresserleben deutlich vermindert. Man kann dieses A:K Verhältnis für sich selbst prüfen und adäquat darauf einwirken, wenn man durch Selbstbeobachtung einschätzen lernt, wo man tatsächlich steht. Typischerweise finden Verarbeitungen dieser Art in inneren Selbstgesprächen statt. Gegebenenfalls kann man diese inneren Dialoge aufzeichnen und dann mit seinem Vertrauten besprechen und erhält dadurch nützliche Hinweise. Das Erleben von Stress basiert also auf Bewertung. Die Wissenschaftler gehen von drei Wechselwirkungsschritten bei der Entstehung von Stress aus: 1. Erstbewertung, 2. Folgeabschätzung, 3. Neubewertung. Wie man sich in einer bestimmten Situation verhält wird immer durch eine Erstbewertung oder Primärbewertung bestimmt, immer hinsichtlich des eigenen Wohlbefindens. In der Folgeabschätzung werden die eigenen Handlungsmöglichkeiten und Kompetenzen der gestellten Aufgaben, die Erwartungen, sowie Ausmaß der eigenen Verantwortlichkeit bewertet. Die Neubewertung wird als dritter

Abschätzungsschritt in der Aufgaben-Personen-Beziehung genannt. Sie bestimmt wesentlich das Bewältigungshandeln. Das Resultat kann je nach Abschätzungseffekt in keines, hohes oder schwaches Stresserleben eingeteilt werden. Stresserleben geht häufig mit negativen Gefühlen, wie Ärger, Hilflosigkeit, Angst oder Niedergeschlagenheit einher. Erfahrungen, die bewusst gesammelt werden im Umgang mit solchen Emotionen erweitern die Möglichkeiten der Bewältigungsstrategien. Subjektiv treten bei Stress folgende körperliche Reaktionen auf: erhöhte Erregung, hohe Pulsfrequenz, Hautblässe, kalte Füße, Hände und zittern. Psychische Begleitreaktionen können Differenzierungsungenauigkeiten, Hilflosigkeitsgefühle und automatische Gedanken negativer Art sein. Das sichtbare Verhalten scheint nervöser, sprunghafter und unsystematischer als gewohnt. Es kann zu regelrechten Handlungszusammenbrüchen bei sonst vertrauten, trainierten Bewegungsabläufen führen.

Wir unterscheiden die akute Stressbewältigung und die langfristige, allgemeine Vorbereitung. Prinzipien sind ähnlich und auf jede Situation übertragbar. Jeder kann lernen dass Stress weitestgehend durch Vorbereitungsmaßnahmen vermieden wird. Natürlich kann nicht immer vermieden werden, dass trotz aller Vorbereitung Überforderungssituationen auftreten, die jedoch durch Erkennen der Situation und Entspannungstechniken gering gehalten werden. Man kann Stressvermeidung in vier wesentliche Arbeitsansätze unterteilen: Maßnahmen zur Erregungsregulation, Maßnahmen zur Situationsbeeinflussung, Maßnahmen zur Personenbeeinflussung und Maßnahmen zur Intersaktionsregulation. Das bedeutet, dass man seine Aufgeregtheit, oder aber zu schwere Trägheit durch kurze Entspannungsübungen in ein Gleichgewicht bringt. Die Situation kann durch Erkennen des Stressfaktors wieder entschärft werden und der Spieler erhält durch die Möglichkeit der Selbsteinschätzung den

Realitätsverlust wieder aufzuholen. Durch die Förderung von Beziehungen z.B. von Mitmenschen die sich gegenseitig miesmachen und so in Stress geraten, kann man durch Regulation der Interaktion wieder zur Ausgeglichenheit finden. Langfristig ist die persönliche Vorbereitung der beste Weg, Stresssituationen zu vermeiden und hohe Anforderungen lediglich als starke Beanspruchung empfinden. Wieder ist ein innerer Dialog nötig, der aufgezeichnet besser be- und verarbeitet werden kann. Dieser innere Dialog sollte mit konstruktivem Denken einhergehen. Durch Übungen ist es möglich sich in schwierige Situationen zu versetzen und verschiedene Lösungsvarianten durchzuspielen. Wird schon allein in so einem inneren Denkprozess eine Aufgabe gelöst, wird sich dieses Erlebnis positiv in uns festsetzen. In der Psychologie nennt man das ein positives Denk- und Handlungsergebnis erzielt zu haben.

Üben Sie so etwas folgendermaßen: Sie sagen sich: Mir stellt sich ein Problem, erfassen Sie die Anforderungen des Problems und beschreiben Sie es in Gedanken und auf dem Papier. Erkennen Sie wie Sie das Problem für sich organisieren. Dann gliedern Sie es und analysieren ihren Part dabei. Gibt es hierfür eine oder unterschiedliche Lösungswege? Jetzt suchen Sie sich eine und eine alternative Zielform und legen Sie sich fest. Können Sie Hilfen nutzen?

Hilfe durch Naturheilkunde

Es ist gut möglich, dass sich so hartnäckige Blockaden in uns festgesetzt heben, die sich nicht allein durch eigene Kraft aufheben lassen. Unterstützend hat man einige Möglichkeiten diese Barrieren auf dem Weg zu unserem Zielzustand, durch naturheilkundliche Maßnahmen zu lösen. Immer mehr Menschen erkennen die Heilkräfte der Natur neu und lernen die besondere Gabe des menschlichen Körpers - die Selbstheilung, wieder schätzen, die wiederum auch abhängig ist, von einer gewissen Erkenntnis über sich selbst und dem Zusammenhang mit allem. Jedes lebende Individuum besteht letztlich aus winzigen Atomen – die immer und bei jedem Lebewesen gleich sind. Wir wissen, dass

Krankheiten aus einer Folge von einer Unausgewogenheit der natürlichsten Vorgänge im Körper resultieren. So ist Fieber bei Kindern ist für viele Eltern schon lange kein Grund zur Besorgnis mehr, sondern vielmehr ein Zeichen für die erfolgreiche Aktivierung des Immunsystems. Diese natürliche Heilkraft zu nutzen und gegebenenfalls unterstützen, sollte für jeden Menschen so selbstverständlich sein, wie das täglich (Schwarz-) Brot und deshalb ist es so wichtig wieder ganzheitlich denken zu lernen.

Ich finde es wichtig den Wissensdurst interessierter Menschen zu stillen, versuchen auf das Wesentliche und auf sich zu konzentrieren. Die Literaturangebote zu diesen Themen sind vielfältig, aber in ihrer Vielzahl auch verwirrend. Aus diesem Grund beinhaltet dieses Büchlein, unter anderem, sorgfältig ausgewählte, für jedermann verständliche Erkenntnisse über einige Krankheiten, deren Bedeutung und

Zusammenhänge, ihre Linderung und Heilung.

Eines der Hauptgebiete, welche der wissenschaftlichen Forschung, selbst heute noch, verschlossen geblieben ist, ist das Erklären von gesundem und krankem Leben. Alle Versuche wissenschaftliche Erklärungen zu finden, sind durchaus unbefriedigend. Die daraus abgeleiteten Vorstellungen um das Wesen der Krankheit erwirken keine rationellen Behandlungsmethoden, sondern in der größten Mehrzahl aller Krankheitsfälle, nur rein Palliative. Durch diesen Mangel an entscheidendem Wissen verlor man längere Zeit den ganzheitlichen Aspekt der Medizin aus den Augen und vertraute den einst erstaunlichen Erfolgen von Antibiotika und Cortison mehr als dem Naheliegenden. In vielen Krankenhäusern sind Ärzte zu Technikern geworden, die dazu verbannt wurden tagein tagaus den gleichen Verrichtungen mechanisch zu unterliegen. Doch schon Paracelsus von Hohenheim hat erkannt, daß im Menschen mannigfaltige Energien wirken. Aus diesem Wechselspiel mit individuellen Grundtendenzen, oder Konstitutionen, ergibt sich das stufenweise geordnete Leben, wobei schon eine gestörte Stufe den gesamten Kreislauf des Lebens negativ beeinflussen kann. Aus diesem Grund sprach schon Pfarrer Sebastian Kneipp (1821-1897), als „Wasserheiler von Wörishofen", von der ganzheitlichen 5-Säulen oder Stufentherapie, auf die ich unter dem Absatz Therapie noch genauer eingehen werde.

Um Verständnis für eine Krankheit zu entwickeln, muß man versuchen deren Bedeutung zu ergründen. Es sollte die Frage gestellt werden: Was will der Körper mir (und dazu muß man sich kennen!) , oder dem Erkrankten damit sagen? Es ist von signifikanter Bedeutung zu erkennen, daß sich Krankheiten auch als Resultat des momentanen (oder schon seit längerer Zeit bestehenden) Gemütszustandes ergeben können. Jeder von uns hat mit Sicherheit schon mehr als einmal das Gefühl gehabt, die

Nase gestrichen voll zu haben! Menschen, die beispielsweise oft unter verstopfter Nase leiden, können sich überlegen - wovon sie die, Nase voll' haben. Oder aber Halsweh, das beim Schlucken schmerzt - vielleicht gibt es in diesem Fall ja Dinge, die aus irgendeinem persönlichen Grund nicht gesagt werden können - obwohl sie gesagt werden sollten. Doch auch hier darf nicht der Fehler gemacht werden, bei Anderen zu schauen, auch wenn wir uns über jemand anderen geärgert haben – letztlich sind wir erkrankt und es ist und bleibt unser Problem!

Die Gewohnheit, den Organismus des Patienten unter die ärztlichen Spezialisten aufzuteilen, hat allgemein die Tatsache vergessen lassen, daß jedes Krankheitsphänomen die gesamte Individualität des Patienten beansprucht. In vergangenen Zeiten, waren sich Ärzte und Heilkundige dieser Tatsache viel mehr bewußt, denn es sind häufig die so banal erscheinenden Kleinigkeiten, welche sich zum Teil derart summieren, daß Krankheit entsteht. Schade ist nur, daß zunächst die Krankheit zum Ausbruch kommen muß, bevor man erkennt, durch welche Situation sie hervorgerufen werden konnte. Wichtig ist also, sich Dinge bewußt zu machen, wie schon zuvor erklärt.

Nach Rössle erklärt sich Krankheit als „Gesamtheit aufeinanderfolgender, abnorm gearteter Reaktionen des Organismus oder seiner Teile auf einen krankmachenden Reiz." Zum anderen aber gehören Krankheitsbereitschaft und Konstitution des Betroffenen zu den Faktoren, die schließlich zum Ausbruch einer Krankheit führen. Hier erklärt sich die Ansicht von Paracelsus, den Kranken als eine Einheit zu sehen. Der Mensch ist nicht eine Ansammlung von Organen, wobei man jedes für sich behandeln könnte, sondern ein unteilbares Ganzes. Die Behandlung bezieht sich auf seine individuelle Persönlichkeit. Ebenfalls von großer Bedeutung ist es zu verstehen, daß nicht nur Viren, Bakterien und andere Erreger Krankheit begünstigen, sondern auch, wie bereits von

Rössle angedeutet, krankmachende Reize denselben Effekt verursachen. Schon zu laute Musik, zuwenig Schlaf und viele Sorgen können krank machen. Um krankmachende Faktoren jedoch zu beseitigen, gilt es erst einmal sie zu erkennen. Das bedeutet ein objektives Betrachten unserer Lebensumstände. Weiterhin gibt es zu bedenken, daß auch beruflich bedingter Schlafmangel krank machen kann, wie z.B. Schichtdienst. Natürlich ist es nicht immer möglich diese Faktoren zu beseitigen. Allerdings ist es hier von Interesse sein Leben so zu gestalten, daß man den Umständen entsprechend sinnvoll damit umgeht und sich nicht auflehnt, sondern versucht es einfach ehrlich anzunehmen. Das beinhaltet auch schon eine Therapieform, nämlich die Ordnungstherapie. Sie besteht aus der Notwendigkeit in seinem Leben eine gewisse Ordnung zu schaffen, welche entscheidend für das Gesunden des Körpers sein kann. Es ist aber wichtig bei sich selbst zuerst zu schauen und nicht nur beim Partner, bei den Eltern oder den Kindern. Trotzdem ist es nicht nötig, daß, wenn man erkannt hat, das es Umstände im täglichen

Leben gibt, welche krankmachen könnten, man sein gesamtes Leben umstrukturieren muß. Wichtiger ist es sich diesen Umstand bewußt zu machen und meist ergeben sich dann Änderungen von allein.

In einigen Fällen hat man allerdings erkannt, daß Krankheit auch (meistens unbewußt) Gewinn sein kann. Beispielhaft hierfür sind oftmals Migräneattacken, die z.B. eine berufstätige Frau und Mutter für eine gewisse Zeit unabänderlich aus dem ‚Verkehr ziehen'. Das kann eine Reaktion vom Körper auf völlige Überforderung sein, oder auf eine negative gedankliche Einstellung - denn wann sonst wäre es ihr möglich einfach mal einen Tag im Bett zu bleiben?! Der Körper ist zu solchen Attacken gezwungen, um von Zeit zu Zeit regenerieren zu können, denn innerer Frust belastet den Körper mehr als alles andere. Aber auch bei vielen anderen Erkrankungen, sollte man ähnliche Umstände in Betracht ziehen. Eine Krankheit muß immer als völlig neu angesehen werden, denn so ähnlich auch Symptome und Krankheitsbild sein mögen, so unterschiedlich kann deren Auftreten sein, die Persönlichkeit des Patienten und der Umstand der zum Ausbruch geführt hat! Zusammenfassend ist wiederum nur zu sagen, daß jeder Mensch ganz bewußt sein Leben gestalten und überblicken sollte. Er sollte seinen Körper und sich selbst verstehen lernen, denn so ist er in der Lage durch sein Bewußtsein vielen krankmachende Situationen entgehen zu können.

Der Mensch ist krank, da ihm die Einheit fehlt. Den gesunden Menschen, dem nichts fehlt, gibt es allein in den Anatomiebüchern der Medizin. Im lebenden Zustand ist ein solches Exemplar unbekannt.

Rüdiger Dahlke

Hildegard von Bingen

Über Gesundheit

„Gesundheit ist alles, aber ohne Gesundheit ist alles nichts" (Schopenhauer)

Gesundheit bedeutet nach der WHO der Zustand völligen körperlichen, seelischen und sozialen Wohlbefindens. Hippokrates, berühmter Arzt der Antike, hat Gesundheit als das Gleichgewicht aller im Menschen wirkenden Kräfte angesehen.

Eine interessante Definition und sie reizt zum Nachdenken. Geist, Gemüt und Körper bilden die große Einheit des Körpers. Aber auch Naturgesetze beeinflussen das Gleichgewicht des Körpers nachhaltig. So reagieren einige Menschen auf bestimmte Mondkonstellationen, Wetterwechsel oder Föhn mit Unruhe, Schlaflosigkeit oder Kopfschmerzen. Es ist für die Gesundheit von Bedeutung, daß man durch Beobachtung und Warnsignale seines Körpers erkennt, womit das Gleichgewicht der Kräfte gleichbleibend aufrechterhalten werden kann. Was jedoch aus umweltmedizinischer Sicht gesundheitswidrig ist, kann nur mit Hilfe von

Außen festgestellt werden. Hierzu bieten sich die renommierten Umweltmediziner an. Wenn sich nach eingehender Beobachtung ergeben hat, daß gewisse Umstände eine Änderung seiner Lebensgewohnheiten verlangen, sollte diese Absicht von nun an ein anderes, gesünderes Leben zu führen, etappenweise in seinen bisherigen Alltag integriert werden. Der Weg zu einem gesünderen Leben hat weniger mit Entbehrungen und Drill zu tun, als vielmehr mit neu erkannter Lust und Freude am bewußteren gesunderen Leben. Wenn man sich näher für die Gesundheit des Menschen interessiert, könnte man meinen: Der Mensch sucht Macht, Ruhm, Geld, Freiheit und Freisein von Leid, Angst und Spannungen und meint nur damit gesund zu bleiben. Schaut man jedoch ein bißchen näher auf die Bedürfnisse, dann werden wir feststellen, daß jeder Einzelne mit der Erfüllung dieser Wünsche nichts mehr sucht - als Glück - oder den Zustand, den wir Glück nennen, etwas das unberührt bleibt vom Auf und Ab des Lebens. Um Gesundheit erhalten zu können, gehört es dazu sich uneingeschränkt freizumachen von inneren Zwängen - um das tatsächliche individuelle Menschsein voll entfalten zu können. In einem sehr alten Sumaritext aus der „Heiligen Schrift des Bundes" heißt es: ... „Ehre deinen Körper; er repräsentiert dein Ich in dieser Welt. Seine große Schönheit ist kein Zufall. Er ist die äußere Form, durch die Deine Werke kommen müssen; durch die der Geist und der Geist im Inneren des Geistes spricht. Fleisch und Geist sind zwei Stufen Deines Seins in Raum und Zeit. Wer eine von beiden nicht beachtet, wird zugrunde gehen."

Ich habe gut und böse gekannt,

Sünde und Tugend, Recht und Unrecht;

Ich habe gerichtet und bin gerichtet worden;

Ich bin durch Geburt und Tod gegangen,

Freude und Leid, Himmel und Hölle;

Und am Ende erkannte ich,

daß ich in allem bin

und alles in mir ist.

Hazrat Inayat Khan

Hildegard von Bingen

Therapie sind alle Maßnahmen zur Heilung oder
Linderung einer Krankheit. Viele Therapeuten

haben verstanden, daß eine ganzheitliche, also alles umfassende Behandlung heute unumgänglich ist. Bei dieser Methode wird berücksichtigt, daß der Mensch in Beziehung zu der gesamten Schöpfung steht, welche nach Paracelsus aus folgenden Faktoren besteht: Erstens ist er Mitglied einer bestimmten Nationalität, zweitens wird er durch kosmische Kräfte und Bewegungen beeinflußt, drittens ist er in eine soziale Struktur eingegliedert und viertens ist der Mensch eine Persönlichkeit mit eigenen inneren Gesetzten. Zum anderen gibt es zu Bedenken, daß der Mensch sich eine Weltanschauung zu Eigen machen muß, die ihrerseits Einfluß auf seine Gesundheit, Tätigkeit und Denkungsart hat. Aus diesen Faktoren ergibt sich die Wichtigkeit der Ordnungstherapie, wie schon im Vorfeld erwähnt. Geprägt wurde dieser Begriff von dem Pfarrer Sebastian Kneipp. Leider wurde dieser Begriff in keinem seiner literarischen Werke definiert. Heute hat man der Ordnungstherapie die Unterordnung Informations- oder Kommunikationstherapie zugegliedert, was natürlich eine ganzheitliche

Betrachtens- oder Denkungsweise beinhaltet. Sämtliche Therapiemaßnahmen stützen sich auf alle möglicherweise relevanten Kriterien des Patienten. Für die praktische naturheilkundliche Tätigkeit ergeben sich dadurch folgende Gesichtspunkte: 1. der Mensch selbst, 2. des Menschen Umwelt und 3. der Austausch zwischen Mensch und Umwelt. Werden diese Faktoren berücksichtigt, wird die Therapie von anhaltendem Erfolg gekrönt sein.

Die Kneipp-Therapie

Bekannt wurde diese Therapieform durch den Pfarrer Sebastian Kneipp (1821-1897), der als Student an Tuberkulose erkrankte und sich selber heilte.

Hydrotherapie

Die Geschichte der Hydrotherapie läßt sich bis in die Frühgeschichte dokumentieren (Römische Thermen, China, Japan). Sie wird beschrieben durch die therapeutische Anwendung von Wasser als Bad, Saunabad, Guß oder Wickel. Eine Wiederbelebung erfolgte im 18. und 19. Jahrhundert durch Hahn (1696-1773), Prießnitz (1799-1851), Oertel (1764-1850) und Rausse (1805-1848). Größte Anerkennung jedoch erlangte Sebastian Kneipp als „Wasserheiler von Wörishofen". Damals trat durch ihn die Behandlung mit kaltem Wasser in den Vordergrund und ermutigt durch die Erfolge dieser Maßnahme, experimentierte er mit den unterschiedlichsten Techniken. Zum Ausgangspunkt für die Verwirklichung seiner Ideen wurde das Dominikanerkloster Wörishofen. In Österreich fand die Kneipp-Bewegung viele Anhänger, was sich in einer Vielzahl von Kneipp-Anstalten niederschlug.

Die Anwendungen der Kneipp-Therapie erfolgten entweder in Form von Kuren oder Heimanwendungen, vor allem jedoch als Prophylaxe.

Neben der Hydrotherapie sind die Verwendung von Heilpflanzen, ausreichende Bewegung sowie die Empfehlung einer einfachen Kost und einer strengen Lebensordnung weitere Stützpfeiler der Kneipp-Therapie. Hierbei stellt er eindeutig den rhythmischen Ablauf des Lebens in den Vordergrund, um mit sich selbst ins Reine zu kommen und in Verbindung mit einem harmonischen Lebensablauf die Voraussetzung für körperliches und seelisches Wohlbefinden zu schaffen.

Wasser und Bewegung als die natürlichsten Lebensreize sind vorzüglich dazu geeignet, dem „verkopften" Menschen in unserer leistungsorientierten Zeit, wieder zu mehr Körpergefühl zu verhelfen. Die durch die

Kneipp-Anwendungen ausgelösten Reaktionen wie Anregung, Frische oder Entspannung und wohlige Wärme wirken im Sinne des „Bio-Feedbacks" (entnommen der Kneipp-Wassertherapie, von Dr. med. R. Bachmann, G. Schleinhofer). Aus diesem sinnlich erlebten Therapieerfolg resultiert eine neue gesundheitsbewußtere Verhaltensform.

Zusammenfassend kann gesagt werden, daß die Kneipp-Therapie ein ganzheitliches Therapiekonzept beinhaltet, daß sich wie folgt zusammensetzt:

1. Ordnungstherapie

2. Ernährungstherapie

3. Bewegungstherapie

4. Hydrtoherapie

5. Phytotherapie

Die Kneipp-Therapie empfiehlt sich unter vielen anderen, auch zur Vorbeugung gegen Erkältungen, zur Leistungssteigerung, zur Minderung von Streßanfälligkeit jeglicher Art. Ebenfalls zur Behandlung von Herz-Kreislaufstörungen, Durchblutungsstörungen, nervösen Störungen (Erschöpfungszustände, vegetative Dystonie), depressiver Verstimmungen, Schlafstörungen, Stoffwechselstörungen, Erkrankungen des

Bewegungsapparates, Erkrankungen der Bauchorgane, Nieren-, Blasen-, Prostataerkrankungen, Frauenleiden und Erkrankungen der Atemwege.

Die Hydrotherapie ist eine wissenschaftlich anerkannte Therapieform und kann rezeptiert werden.

Güsse als Form der Hydrotherapie

Güsse werden als kalter Knie-, Schenkel-, Unter-, Oberarm-, Rücken-, Voll-, Nacken- und Gesichtsguß eingesetzt. Der Strahl sollte aus einem weitlumigen Schlauch (ca.2cm Durchmesser) bei geringem Druck fließen, so daß das Wasser die Haut weich überspült.

Gußführung: Von er Peripherie zum Herzen hin, an den Beinen lateral nach oben und medial nach unten führend.

Kaltabwaschungen

Kaltabwaschungen wirken z.B. bei Einschlafstörungen, hochfieberhaften Infekten (keinesfalls bei kalten Händen und Füßen) und durch ihre schweißtreibende Wirkung verkürzen sie jeden Infekt um einige Tage. Sind Kinder und Erwachsene erst einmal daran gewöhnt, werden sie von sich aus oft danach verlangen. Man kann dem Wasser Zusätze wie Kleingeschnittne Zitrone, Tees, Essig oder Salz hinzufügen. Für die Durchführung benötigt man lediglich ein Handtuch und kaltes Wasser. Das Handtuch wird in das Wasser getaucht und anschließend kurz ausgedrückt. Jetzt wird der Patient, immer zur Körpermitte, rasch abgerieben, wobei man

Händen, Füßen und Beinen beginnen sollte. Der gesamte Vorgang sollte nur wenige Sekunden dauern und der Raum sollte warm sein. Zum Abschluß den Patienten ohne ihn abzutrocknen, einen Schlafanzug anziehen lassen und ins Bett legen.

Warmwasseranwendungen

Gemeint ist hierbei das Überwärmungsbad nach Schlenz. Hauptsächlich zur Zusatzbehandlung bei hochfieberhaften Infekten

Über Wickel und Kompressen

Der Heilkraft der Wickel und Kompressen werden schon seit vielen Jahrhunderten erstaunliche Erfolge zugeschrieben. Schon von großen Ärzten früherer Tage sind sie erfolgreich angewandt worden, z.B. Hippokrates und Paracelsus waren unumstrittener Anhänger dieser Heilungsmethoden. Wann immer man unter Schmerzen leidet, seien es Kopf-, Zahn- oder gar Rückenschmerzen, ist jeder Mensch geneigt schnelle Linderung zu erfahren. Wickel und Kompressen sind die am schnellsten und nachhaltig wirkenden Maßnahmen zur Schmerzbekämpfung, helfen aber auch bei Entzündungen und vielen Hautproblemen. Erstes Ziel der Behandlung ist, den Körper von Abfallstoffen und Toxinen zu befreien um dann die einzelnen Zellen besser mit Mineralstoffen und Sauerstoff zu versorgen. Schlackenstoffe, Umweltgifte und andere Toxine gelangen ins

Blut, verdicken es und verwehren so dem Körper die wichtigen Abwehrkräfte. Sauerstoff und lebenswichtige Mineralstoffe können nur unzureichend in die einzelnen Zellen geführt werden. Hierzu bietet sich natürlich die Haut als wichtiges Ausscheidungsorgan an, um als die größte Angriffsfläche, den Stoffwechsel des gesamten Organismus wieder anzuregen. Die Haut ist unser größtes Oberflächendeckendes Organ. Das Anregen des Stoffwechsels beinhaltet nicht nur die Entgiftung und Versorgung der Zellen, sondern auch die aktive Aufrechterhaltung des Immunsystems. Die Haut ist eigenständiges Organ mit vielen, oft in deren Wichtigkeit verkannten, Funktionen. Sie ist reich an Wasser, Proteinen, Lipiden und Elektrolyten. Man kann über sie etliche Krankheiten lindern und gegebenenfalls auch heilen. Voraussetzung ist das Verständnis der Therapie, gleiches mit gleichem zu heilen. Die im Folgenden beschrieben Grundgesetze der Heilkunst geben diese Prinzipien wieder. Adolf Voegli's Grundgesetze der Heilkunst: 1. Das Phänomen...(Hier folgen circa drei DIN A4

Seiten mit den wirklichen wichtigen Grundgesetzen)

Die Kompresse ist ein Tuch, daß mehrere Male gefaltet, in eine Flüssigkeit getaucht und leicht abgetropft auf die kranke Körperstelle gelegt wird. Wird eine Kompresse um den ganzen Körper gelegt, dann spricht man von einem Wickel. Der verwendete Stoff sollte Leinen, ein Gemisch aus Leinen und Baumwolle oder reine Baumwolle sein. Die Temperatur des Wickels oder der Kompresse kann entweder kalt oder heiß sein. Die aufgelegte Kompresse/Wickel wird mit einem Schutztuch bedeckt, um die Umgebung vor Nässe zu schützen und um sie zu fixieren. Eine Wolldecke oder ähnliches verhindert ein allzu rasches Erkalten einer heißen Kompresse/Wickel. Wickel bestehen zumeist aus teigartigen Zubereitungen (z.B. Heilerde, Quark, Kartoffeln etc). Sie werden am besten auf ein dünnes Baumwolltuch (Mullwindel) gestrichen und so aufgetragen. Wickel und Kompressen lösen eine thermische, chemische und physische

Reaktion des Körpers aus, wobei die thermische Wirkung die eigentliche therapeutische Aktion ist.

Ein Wickel oder eine Kompresse verhält sich wie eine zweite Haut. Da diese jedoch nicht die gleiche Temperatur wie die eigentliche Haut hat, entsteht ein thermisches Ungleichgewicht. Der Körper kann diese Zustand nicht lange dulden, denn er gefährdet das Überleben der Zellen. Er wird also zu einem Wiederausgleich gezwungen, d.h. die physiologischen Abläufe werden zu einem schnelleren Handeln angeregt. Das thermische Ungleichgewicht ist umso größer, je weiter Körpertemperatur und Temperatur des Wickels auseinander liegen. Hierbei spielen warme und Langandauernde kalte Anwendungen eine große Rolle. Bei der kalten Anwendung spaltet sich die Reaktion des Organismus in zwei Phasen. Zunächst zieht der Körper infolge des Kälteschocks das Gewebe zusammen, um sich vor der kalten Aggression zu schützen. Dadurch fehlt das Fließen des Blutes und der

Stoffaustausch wird langsamer, kommt fast zum Erliegen. Nun kommt es zur zweiten Phase, denn jetzt muß der Körper schnell reagieren, damit der Körperoberfläche wieder Wärme zugeführt wird. Er versucht die Gefäße wieder zu öffnen, indem große Mengen von Blut aus dem tieferen Gewebe in die obersten Hautschichten geführt werden. Die Zirkulation ist rasch und intensiv. Die kalte Aggression führt zu einem rascheren Stoffwechsel, als auch zu einer besseren Entschlackung. Das Immunsystem wird zu einem schnelleren Handeln veranlaßt.

Bei warmen Anwendungen kommt es zu keiner ersten Reaktion, denn die zweite Phase setzt dank der zugeführten Wärme sofort ein. Je länger die Einwirkung und je höher die Temperatur, desto stärker die Reaktion des Organismus. Warme Anwendungen verlangen vom Körper nur wenig Krafteinsatz, da der Körper die benötigte Wärme nicht selbst produzieren muß, sind also prädestiniert für kleinere Kinder und ältere Menschen.

Erstaunlicherweise haben kalte und warme Anwendungen die gleiche Wirkung, wobei kalte Anwendungen noch intensiver sind.

Die chemische Wirkung wird durch die Assimilationsfähigkeit der Haut gewährleistet. Sie ist in der Lage wirksame Substanzen aufzunehmen und gegebenenfalls wieder abzugeben. Physische Kompressen hingegen zeichnen sich durch anziehende und absaugende Wirkung aus. Sie werden angewandt für die Reinigung der Haut bei Wunden, Abszessen, Furunkeln u.ä..

Wickel

Kartoffelwickel

Anwendungsgebiete sind: Chronische Bronchitis, Halsreizungen, Rückenbeschwerden, äußerst empfehlenswert bei Migräneattacken und damit zusammenhängenden Nackenschmerzen, Kopfschmerzen

Material: 7 - 8 Kartoffeln (aus biologischem Anbau), Baumwollwindel, Schutztuch und Nudelholz oder Glasflasche

Vorbereitung: Kartoffeln in der Schale, am besten im Dampf garen. Nach einem kurzen Abkühlen, auf die Windel legen zusammenklappen und mit dem Nudelholz oder der Glasflasche zu einer zusammenhängenden dicklichen Masse zerdrücken. Bitte vor dem Auftragen die Temperatur des Wickels noch einmal prüfen und darauf achten, daß die

Auflagefläche glatt und faltenfrei ist.

Dauer: Eine Stunde, oder solange der Wickel als angenehm empfunden wird. Bei Kindern empfiehlt es sich ihn zur Schlafenszeit anzulegen, also auch über Nacht unproblematisch anzuwenden.

Bitte dringend vor dem Anlegen mit dem Ellenbogen die Temperatur prüfen, da Kartoffeln innen oft noch sehr heiß sind!

Zwiebelwickel

Anwendungsgebiete sind: Akute Bronchitis!, Ohrenschmerzen !!, akute Halsentzündung, Stirn- und Kieferhöhlenentschleimung, Insektenstiche, Entzündung der Harnblase und Menstruationsbeschwerden.

Material: 5-6 große Zwiebeln aus biologischem Anbau, eine Mullwindel und ein Wollschal, bei Ohrenentzündungen am besten ein paar alte Socken und ein Stirnband.

Vorbereitung: Zwiebeln hacken, in einem Topf ohne Zugabe von Öl oder Wasser unter ständigem Rühren erwärmen.

Dauer: solange es als angenehm empfunden wird.

Hinweis: Patienten, die unter Ohrenschmerzen leiden, bitte zusätzlich allopathische Nasentropfen geben und unbedingt aufsitzen lassen, während der Anwendung. (Durch die Verbindung des Mittelohres mit der Nase, ist durch ein Abschwellen der Nasenschleimhaut ein Abfließen des Ergusses möglich, der sich eventuell direkt hinter dem Trommelfell gebildet hat.)

Quarkwickel

Anwendungsgebiete sind: Asthma, Sonnenbrand, Brustentzündung, Entzündungen in Gelenken und hartnäckige Halsentzündungen.

Material: Biologischer Vollmilchquark, der mindestens eine Stunde vor der Anwendung aus dem Kühlschrank genommen werden sollte, eine Baumwollwindel, ein Schutztuch und gegebenenfalls eine elastische Binde

Vorbereitung: Quark dick mit einem Spachtel auf die Windel streichen

Dauer: ca. 20 Minuten

Zitronenwickel

Anwendungsgebiet ist: spastische Bronchitis

Material: Mullwindel, Zitronensaft, Abdecktuch

Vorbereitung: Mullwindel in den Zitronensaft tauchen, leicht auswringen und am besten um den gesamten Oberkörper wickeln.

Dauer: solange er als angenehm empfunden

wird.

Wadenwickel

Anwendungsgebiet ist das Fieber.

Material: ca. ein Liter kaltes Wasser, eine halbe Tasse Essig, zwei Baumwolltücher, zwei Schutztücher.

Vorbereitung: Wasser und Essig mischen, die beiden Wickel eintauchen, leicht auswringen und an die Waden legen mit den Schutztüchern bedecken.

Dauer: nach 2-3 Minuten erneuern, insgesamt 1-3-mal erneuern.

Kompressen

Besser als ein Wickel helfen, in manchen Situationen. Kompressen, beispielsweise bei einem Ekzem. Eine alte Regel besagt, daß man feuchte Ekzeme auch feucht behandeln sollte. Hier empfehlen sich bei zusätzlichem Juckreiz, Kompressen mit Stiefmütterchentee getränkt. Bei stark nässenden Ekzemen kann man Schwarzteekompressen verwenden. Zinnkrautteekompressen wirken unterstützend, auf hartnäckige Ekzeme entwässernd und beruhigend.

Bei der Anwendung gibt es zu beachten, daß man nach Möglichkeit eine Stunde und stetig nachgefeuchtet liegenlassen sollte. Damit die betreffende Körperstelle nicht unterkühlt kann man sich mit einer Heizsonne, Wärmflasche oder ähnlichem behelfen.

Bei Prellungen und Verstauchungen ist die Kompresse mit Arnika - Essenz getränkt, eine rasche Hilfe.

Wenn jemand unter Bauchschmerzen, durch Darmkrämpfe verursacht, leidet, kann man ihm durch einfache lauwarme Kompressen Erleichterung verschaffen. (Bauchschmerzen immer vom Arzt abklären lassen!)

Blüten für die Seele

Dr. Edward Bach (1886-1936) erkannte schon zu Beginn des zwanzigsten Jahrhunderts, dass sich die 38 archetypischen Verhaltensweisen (C. G. Jung) der menschlichen Natur mit Hilfe von den wildwachsenen Bachblüten reharmonisieren lassen. Krankheit entsteht aus einer Disharmonie zwischen den zwei wichtigsten Instanzen des Lebens: dem inneren (göttlichen) Wesenskern und der täglichen Verhaltensweise auf der Persönlichkeitsebene. Aus einem Widerspruch dieser beiden Instanzen entsteht ein disharmonisches seelisches Reaktionsmuster, was reaktiv zu einer Blockade des seelischen Energiepotentials führt. Das wiederum bedeutet, dass die Gefahr besteht in diese verschiedenen abnormen 38 Seelenzustände abzurutschen. In vielen Fällen treffen mehrere negative Seelenzustände zusammen. Es besteht die Möglichkeit bis zu acht verschiedene Blüten zu mischen. Die Bach – Blütentherapie ist eine der Homöopathie ähnliche Methode. Dr. Edward Bach betrachte sie als eine Erweiterung der Klassischen Homöopathie. Es handelt sich nämlich um eine homöopathische Aufbereitung der wässrigen Auszüge der Blüten von den heilsamen Blumen und Pflanzen. Das Verdünnungsverhältnis beträgt 1:240. Das eigentliche Ziel der Bach – Blütentherapie ist die Hilfe zur Selbsthilfe im seelischen Bereich. Schon Kinder können an den Auswirkungen negativer Seelenzustände leiden. Bemerkbar machen sich diese beispielsweise an Konzentrationsschwierigkeiten in der Schule, am nächtlichen Einnässen oder aber an

Schlafproblemen. Die Blüten sind mit allen anderen Medikamenten und homöopathischen Hochpotenzen verträglich und haben keinerlei Nebenwirkungen. Die Blüten untereinander sind kombinierbar. Die Darreichungsformen werden individuell von dem behandelnden Therapeuten gewählt und sind abhängig von den unterschiedlichen Indikationen. Man kann die Bachblüten oral einnehmen, sie für Umschläge verwenden, oder aber ins Badewasser verabreichen. Einige Therapeuten verwenden sie aber auch pur auf verschiedene Akupunkturpunkte und erzielen damit gute Erfolge. Die gängigste Methode jedoch ist die Wasserglasmethode. Hierbei füllt man ein Glas mit Wasser, gibt die empfohlene Menge Bachblüten dazu und trinkt dieses Glas über den Tag verteilt aus. Die Dauer der Therapie hängt von der jeweiligen Erkrankung ab, und kann zwischen wenigen Tagen und mehreren Monaten liegen. Ähnlich wie bei der Klassisch homöopathischen Behandlung, können auch bei der Bach – Blütentherapie am Anfang alte Symptome auftreten oder eine vermehrte

Traumtätigkeit festgestellt werden. Allerdings beschränken sich diese Symptome auf die ersten wenigen Tage.

Der Erfolg lässt meist nicht lange auf sich warten und die Grundstimmung des Patienten verändert sich ins Positive. Er erhält neue Entwicklungsmöglichkeiten und kann sich leichter neuen Perspektiven öffnen, was nicht nur sein Leben, sondern auch positiv das Leben seiner Angehörigen beeinflusst.

Erkenntnis

Nun schließlich hat man es geschafft seinen Körper durch psychologische und naturheilkundliche Methoden kennenzulernen und ist ein wenig in sich eingedrungen. Gehen Sie gut mit Ihrem Körper um und lernen Sie sich kennen. Der Weg zum tatsächlichen ICH ist geebnet. Doch die tatsächliche Erkenntnis vom Sein kann man nicht lehren. Es ist mir leider nicht möglich weiterzugeben wie man seine Seele erkennt. Dieses Gefühl ist mit dem Verstand nicht zu erfassen, es entsteht durch tiefes, persönliches Wissen. Das Einzige das Ihnen auf Ihrem eigenen Weg zur Seite stehen kann, ist tief in Ihnen. Suchen Sie es und lernen Sie sich lieben. Jeder Mensch, jede Seele ist einzigartig. Es wird nie wieder etwas geben, wie Sie! Nutzen Sie die Chance jetzt und erleben Sie die den Genuss der absoluten Freiheit, wenn Sie sich gefunden haben.

Der Prophet

Eine Geschichte vom Guten und Bösen

Einer der Ältesten einer Stadt sagte: Sprich uns vom Guten und Bösen. Und er antwortete: Vom Guten in euch kann ich sprechen, aber nicht vom Bösen. Den was ist das Böse anderes als das Gute, von seinem eigenen Hunger und Durst gequält? Wahrhaftig, wenn das Gute hungrig ist, sucht es Nahrung sogar in dunklen Höhlen; wenn es durstig ist, trinkt es sogar aus toten Gewässern. Ihr seid gut, wenn ihr eins mit euch seid. Doch wenn ihr nicht eins mit euch seid, seid ihr dennoch nicht böse. Denn ein uneiniges

Haus ist keine Räuberhöhle; es ist nur ein entzweites Haus. Und ein Schiff ohne Ruder kann ziellos zwischen gefährlichen Inseln treiben und doch nicht auf den Grund sinken. Ihr seid gut, wenn ihr danach strebt, von euch selber zu geben. Doch ihr seid nicht böse, wenn ihr danach trachtet, etwas für euch selber zu gewinnen. Denn wenn ihr nach Gewinn trachtet, seid ihr nichts als eine Wurzel, die sich an die Erde klammert und an ihrer Brust saugt. Sicher kann die Frucht nicht zur Wurzel sagen: „Sei wie ich, reif und voll, und gib immer von deiner Fülle." Denn für die Frucht ist das Geben eine Notwendigkeit, so wie Empfangen eine Notwendigkeit für die Wurzel ist. Ihr seid gut, wenn ihr hellwach seid in eurer Rede. Doch ihr seid nicht böse, wenn ihr schlaft, während eure Zunge ziellos stammelt. Und selbst holpriges Reden kann eine schwache Zunge kräftigen. Ihr seid gut, wenn ihr fest und mit kühnen Schritten auf euer Ziel zugeht. Doch ihr seid nicht böse, wenn ihr hinkend darauf zugeht. Selbst die hinkenden gehen nicht rückwärts. Aber ihr, die ihr stark und schnell seid, seht zu, dass ihr nicht vor den Lahmen hinkt und es für Freundlichkeit haltet. Ihr seid auch zahllose Weisen, und ihr seid nicht böse, wenn ihr nicht gut seid, ihr seid nur säumig und faul. Schade, dass die Hirsche den Schildkröten nicht Schnelligkeit beibringen können. In eurer Sehnsucht nach Euren höchsten ICH liegt eure Güte: und diese Sehnsucht ist in allen von euch. Aber in einigen von euch ist diese Sehnsucht ein Wildwasser, das mit Macht zum Meer rast und die Geheimnisse der Hügel und die Lieder des Waldes mit sich trägt. Und in Anderen ist sie ein flacher Bach, der sich in Windungen und Biegungen verliert und sich aufhält, ehe er die Küste erreicht. Aber wer viel ersehnt, sage nicht zu dem der wenig ersehnt: „Warum bist du so langsam und zaghaft?" Denn der wahre Gute fragt nicht den Nackten: „Wo ist dein Gewand?" und auch nicht den Obdachlosen: „Was ist mit Deinem Haus geschehen?"

(Kahlil Gibran)

Zum Ende dieses kleinen Büchleins, möchte ich

anmerken, wie es das Leben positiv beeinflusst, wenn man dem Impuls zu suchen nachgibt und die Kraft findet sie zu beenden. Wenn ich nur einen Wunsch frei hätte auf meinem Weg durch dieses Leben, würde ich wünschen, das jedem Menschen diese wunderbare Erkenntnis geschenkt würde. Leider ist es so einfach nicht, denn jeder muss erst in der Lage sein zu sehen, dass und was man aus seinen Fehlern lernen kann. Erst dann ist es möglich das Schicksal seines Lebens gelassen zu akzeptieren.

Gewidmet: meinen geliebten Kindern

www.ingramcontent.com/pod-product-compliance
Lightning Source LLC
Chambersburg PA
CBHW071717170526
45165CB00005B/2046